タイ・ビルマ 国境の難民診療所

女医シンシア・マウンの物語

宋芳綺 著
松田薫 編訳

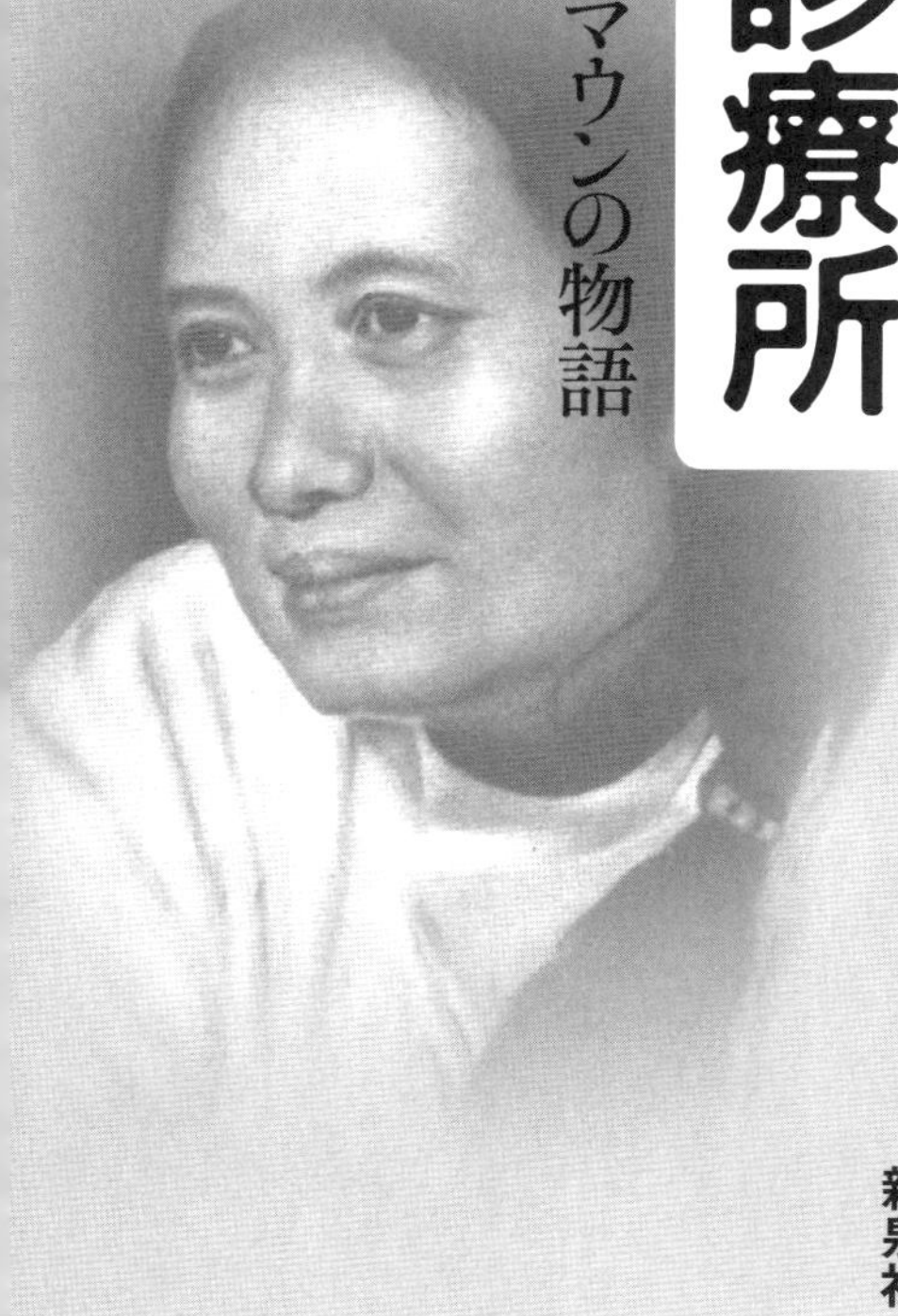

新泉社

日本のみなさんへ

私たちはかつて、日本が教育システムを発展させ、教育が日本を大きな経済大国に変えたということを学びました。

メータオ・クリニックがあるタイも、社会を発展させ、教養のある国になろうとしています。

しかし、ビルマはどうでしょうか――。

ビルマの二〇年間から、あなたは何かを学んだでしょうか？

そのことの意味がわかるでしょうか？

シンシア・マウン

日本語版まえがき

二〇〇九年二月、一本の電話が入りました。〔本書の著作権を管理している〕周大観《しゅうたいかん》文教基金会からです。日本から、松田薫さんという学生が、台湾の高雄にいる私のもとを訪れるとのこと。遠くからはるばる私を訪ねてお客さんがやってくるということで、私は喜んで歓迎しますと返事をしました。ただ、何より私が感動したのは、このご縁が、はるか彼方のタイ・ビルマ国境の医師、シンシア・マウン先生によるものだということでした。

松田薫さんは当時まだ早稲田大学の学生で、偶然、本書と出会い、感銘を受け、実際にメータオ・クリニックのあるメソット〔ビルマ国境に接するタイの町〕を訪れ、この本を翻訳しようと発起したとのこと。松田さんが私のもとを訪れたとき、彼女は翻訳原稿の一部を持ってきてくれました。原稿はひらがな、カタカナ、漢字が入り混じっていて、私は見ても意味はわからないけれども、感動で胸がいっぱいになったのを覚えています。そして、その原稿の挿絵のドクター・シンシアの温かい笑顔を見たとき、私の意識は一気にタイ・ビルマ国境のメソットまで引き戻されました。

二〇〇五年春、私は周大観文教基金会の周進華《しゅうしんか》氏の依頼により、マレーシアの妙賛《みょうさん》法師とともにタイ・ビルマ国境地域を訪問しました。「ビルマのマザー・テレサ」の異名をもつドクター・シンシアのもとを訪れ、彼女とメータオ・クリニックのドキュメンタリーを書くためです。

メソットを訪れる前、ドクター・シンシアに関する記事などを読んだ私は、「目は鋭く、動きは機敏で、決断力があり、気の強い女性」――そんなイメージを彼女に抱きました。もし、ドクター・シンシアが強い女性でなければ、どうしてビルマの学生たちを引き連れてタイへ逃れてくることができたでしょうか？　どうして一千人以上の患者がいるクリニックを管理することができるでしょうか？　どうしてカレン難民への人道支援を求めて国際ＮＧＯと渡り合うことができるでしょうか？

はかり知れない重圧がドクター・シンシアの肩にはのしかかっています。もし、彼女が強い女性でなければ、目の前に迫った困難に押しつぶされることなく、立ち向かうことができるでしょうか――。

ところが、実際に彼女と会って、私の築き上げていたドクター・シンシア像は、まったくの間違いであったことがわかりました。

ドクター・シンシアはやさしい瞳で、いつもやわらかな笑みを浮かべ、その語り口はやわらかく、話は筋道だっています。

彼女は慈愛に満ちあふれていて、一度会ったら、ひきつけられない人はいないでしょう。どんな困難に直面したとしても、彼女のやさしさの力が勝ってしまうでしょう。

彼女の忍耐強さ、沈着さ、責任感の強さは、彼女を知る者すべてに感動を与えています。


休暇中の旅先で、ひょんなきっかけからメータオ・クリニックを訪れ、ドクター・シンシアに出会い、そしてその次の休暇からは、メータオ・クリニックに向かわずにはいられなくなる――、そんな欧米人があとを絶ちません。彼らは、自分たちの一日の食事代や観光に使うお金が、メータオ・クリニックでは一千人以上の食費に相当するという事実に衝撃を受け、その事実に耐えられなくなるのです。そのため、メータオ・クリックにはドクター・シンシアとともに行き場を失った難民の手助けをする国際ボランティアが数多くいます。

ドクター・シンシアのプロとしての医療経験や国際的な知名度をもってすれば、欧米諸国のビザを取得し、家族で移住し、何不自由ない、裕福で快適な生活を送ることができます。しかし、彼女はそうしようとはしません。同胞を見捨て、自分だけが恩恵を受けるようなことはしないのです。メソットの地で、貧困、苦難、膨大な仕事、重圧とともに生きることを選択しているのです。彼女の存在によって、このタイ・ビルマ国境の小さな難民の町に、国籍も学歴も職業も未来もないカレン難民に、光が当たるのです。

カレン民族は、ビルマ軍事政権の迫害によって行き場を失い、メソットを唯一の安住の地としています。なぜなら、そこには慈悲深く、愛にあふれたドクター・シンシアがいるから。しかし、ドクター・シンシアにはより多くの国際的な支援が必要です。より多くの力が集まることによってはじめて、大きな影響力を発揮することができるからです。

メソットから帰国した私と妙賛法師は、ドクター・シンシアとメータオ・クリニックのために何かをしたいと強く思うようになりました。妙賛法師はマレーシアでミュージカルのチャリティー公演を開き、ドクター・シンシアのために多くの寄付金を集めました。私はより多くの人にドクター・シンシアの物語を読み、聞き、感じてもらうためにこの本を書きました。

松田薫さんがドクター・シンシアの物語を日本語に翻訳することを決意してくれて、本当にうれしく思っています。この本の翻訳出版によって、より多くの日本の方々がドクター・シンシアとメータオ・クリニックのことを知り、関心を持っていただくことで、なんらかの行動のきっかけにつながることを願っています。

この本を完成させてくれた松田薫さんと出版社の方、そしてこの本を手に取ってくださった皆様に、心から感謝申し上げます。あなた方は皆、愛の種です。この愛の種が、日本で大きくなり、日本中で愛の花を咲かせますように。

二〇一〇年春　高雄にて

宋《そう》芳《ほう》綺《き》

辛西雅與梅道診所的故事
愛在泰緬邊境──緬甸德蕾莎的故事
ドクター・シンシアとメータオ・クリニックの物語
愛はタイ・ビルマ国境にあり ～ビルマのマザー・テレサの物語～
著　　者　宋芳綺
原書出版　海鴿文化出版圖書有限公司（台北市）
2005年6月15日
著作權者　財團法人周大觀文教基金會
中華民國台灣省台北縣新店市明德路52號3樓
電話：+886 (0)2-2917-8770
e-mail：ta88@ms17.hinet.net
http://www.ta.org.tw

The Story of Dr. Cynthia and Mae Tao Clinic
by Song Fang Qi

Originally published in Taiwan (R.O.C.), 2005.
Japanese edition published by Shinsensha, Inc., Tokyo, 2010.

タイ・ビルマ　国境の難民診療所——女医シンシア・マウンの物語◉目次

日本のみなさんへ――シンシア・マウン　3
日本語版まえがき――宋芳綺　4

プロローグ　1988年、ビルマ……17
社会と経済の崩壊　18
激烈な民主化運動　21
アウンサンスーチーの奮起　22
軍政府の恐ろしい陰謀　25
無言の哀歌　27

I　ある女医の物語……29
医師への立志　30
時代の大きな悲劇　34

ジャングルへの避難　37
タイへの越境　43
緊急診療所の創設　46
雨季到来　53
「バックパック医療団」ジャングルへ　59
医療から教育まで　66
ビルマ人出稼ぎ労働者の福利厚生　71
世界の皆さん、私たちを見てください！　80

II　国境なき愛 ～ボランティアたちの物語～……………83

ジェリー・ラモス（フィリピン）　84
インゲ・スターク（ドイツ）　89
テレンス・スミス（アメリカ）　98
デヴィッド・ダウンハム（カナダ）　102
ジュリア・フォウラー（アメリカ）　107
サリー&アンドリュー・ギブス（イギリス）　110

III タイ・ビルマ国境を訪ねて……115
国境の町　116
難民たちのもうひとつの「家」　121
「やさしさ」の効き目　125
シンシアの一日　129
エイズの坊や　136
難民キャンプ訪問　139

IV 難民画家 ～マウンマウンティンの絵画と詩～……147
難民画家マウンマウンティン　148
くたびれた物乞い　155
少年兵　156
何が罪なのか　157
ホームシック　158

V　日本人医療ボランティアスタッフ～看護師・梶　藍子の報告～……159
メータオ・クリニックへの導き　160
タイの中にあるビルマ　162
生命をはかる　165
メディカルスタッフたちの祖国への思い　168
エイズ患者とその家族　170
シンシア医師と私　173
「メータオ・クリニック支援の会」設立　176

［取材後記］メソットから帰って――妙賛法師　178
［原著者あとがき］山の人たちを思って――宋芳綺　187
［訳者あとがき］偶然の出会いに導かれて――松田　薫　193
［解　説］シンシアさんの活動に終止符が打てない根源的背景――根本　敬　202
ビルマ略年表　207

❖装幀――藤田美咲

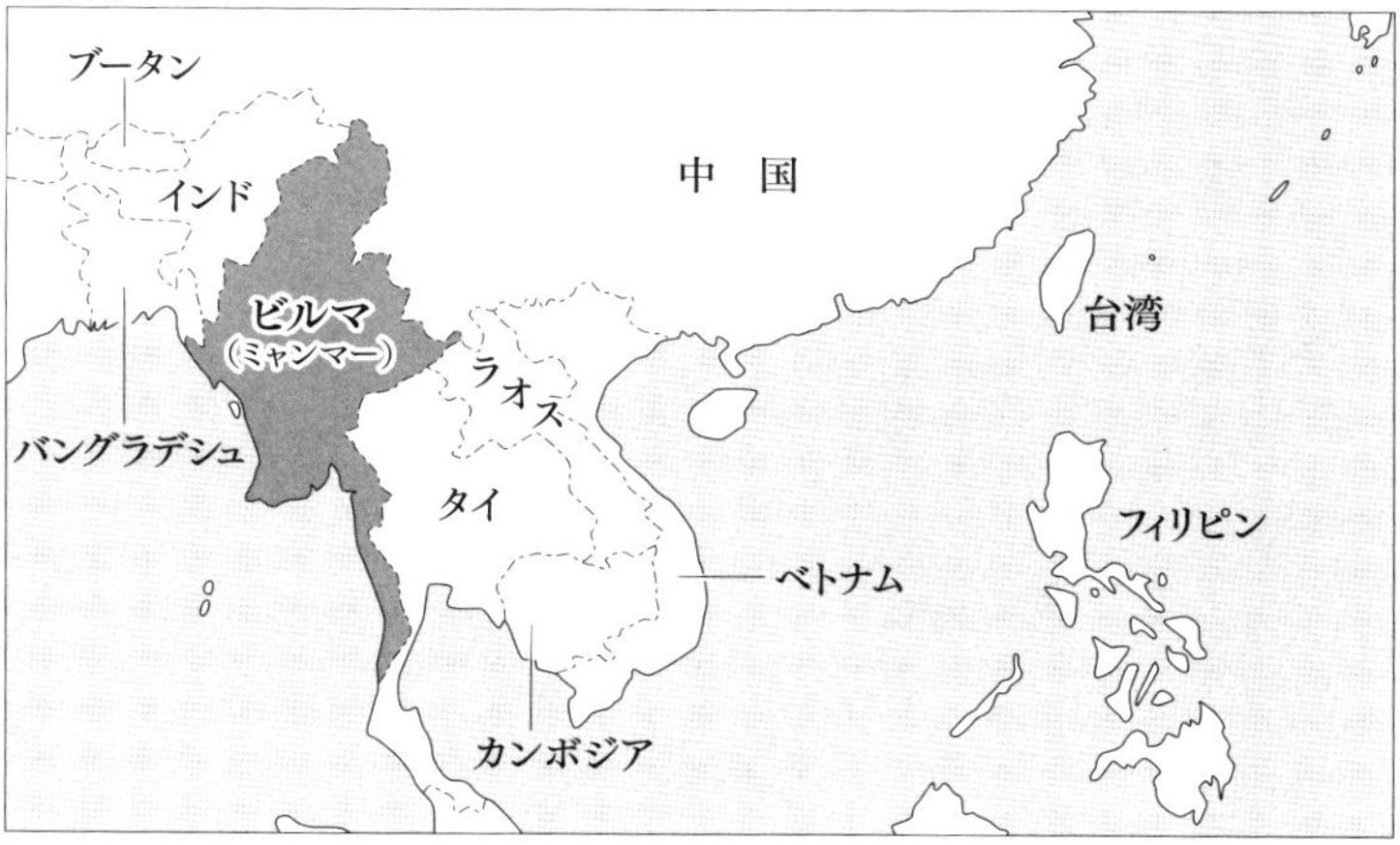

ブータン
インド
中　国
ビルマ
(ミャンマー)
台湾
ラオス
バングラデシュ
タイ
フィリピン
ベトナム
カンボジア

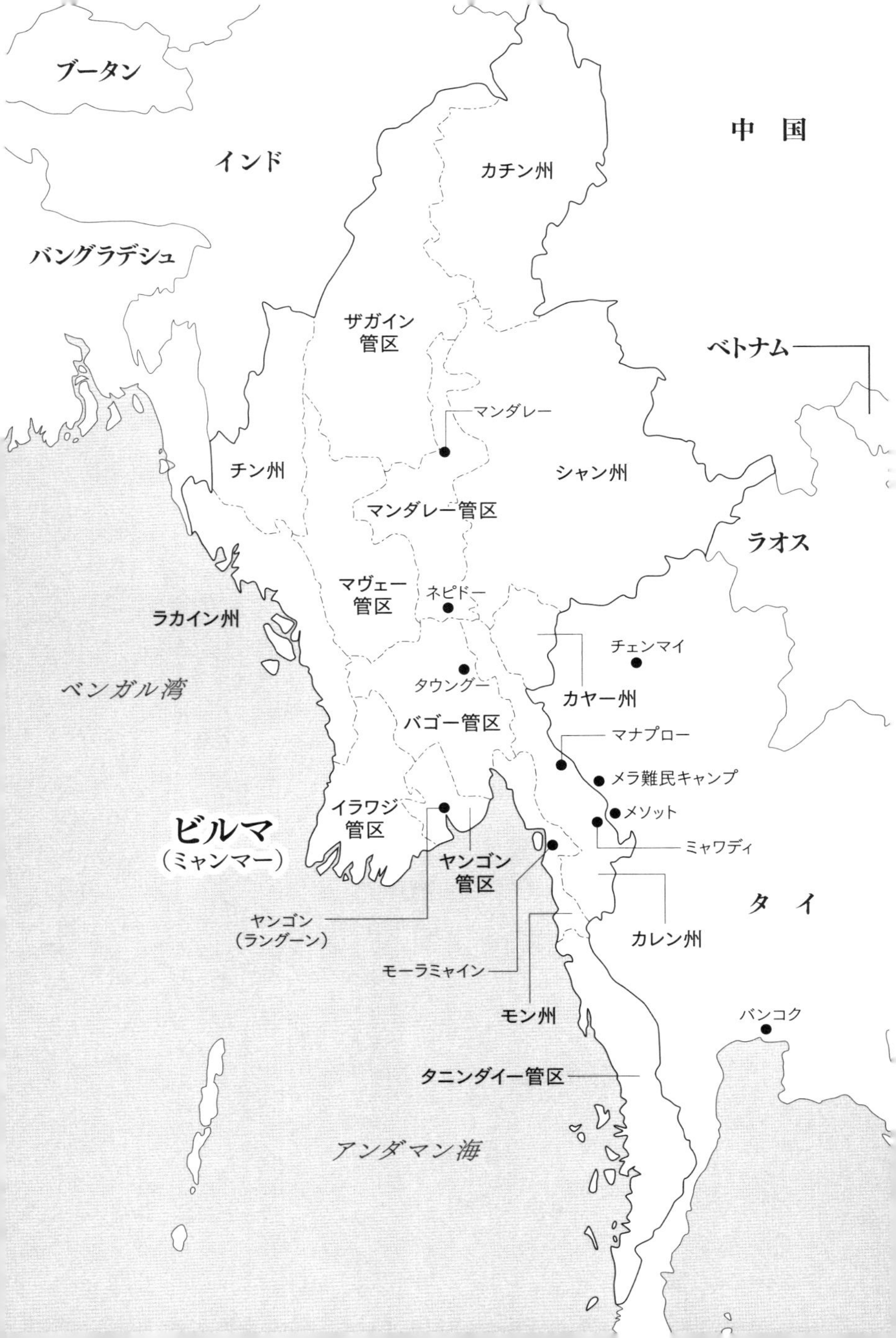
ブータン
中　国
インド
カチン州
バングラデシュ
ザガイン
管区
ベトナム
マンダレー
チン州
シャン州
マンダレー管区
ラオス
マヴェー
管区
ネピドー
ラカイン州
チェンマイ
タウングー
ベンガル湾
カヤー州
バゴー管区
マナプロー
メラ難民キャンプ
イラワジ
管区
メソット
ビルマ
（ミャンマー）
ミャワディ
ヤンゴン
管区
タ　イ
ヤンゴン
（ラングーン）
カレン州
モーラミャイン
モン州
バンコク
タニンダイー管区
アンダマン海

◉ 写真提供 *Photos Courtesy*

周大観文教基金会 *Chou Ta-Kuan Cultural and Education Foundation*
（*p. 1, 85, 87, 91, 99, 103, 109, 111, 113, 127, 133*）

メータオ・クリニック *Mae Tao Clinic*
（*Back cover*）

梶 藍子 *Kaji, Aiko*
（*Front cover, p. 29, 57, 67, 77, 83, 115, 134, 159, 164, 167, 169, 176*）

松田 薫 *Matsuda, Kaoru*
（*p. 17, 47, 73, 78, 123, 141, 143, 196, 199*）

田辺 文 *Tanabe, Aya*
（*p. 175*）

◉ 協 力 *Cooperation*

メータオ・クリニック支援の会 *Japan Association for Mae Tao Clinic*
（編集協力）

岡谷賢孝 *Okatani, Yoshitaka*
（第Ⅳ章英語詩翻訳協力，資料提供）

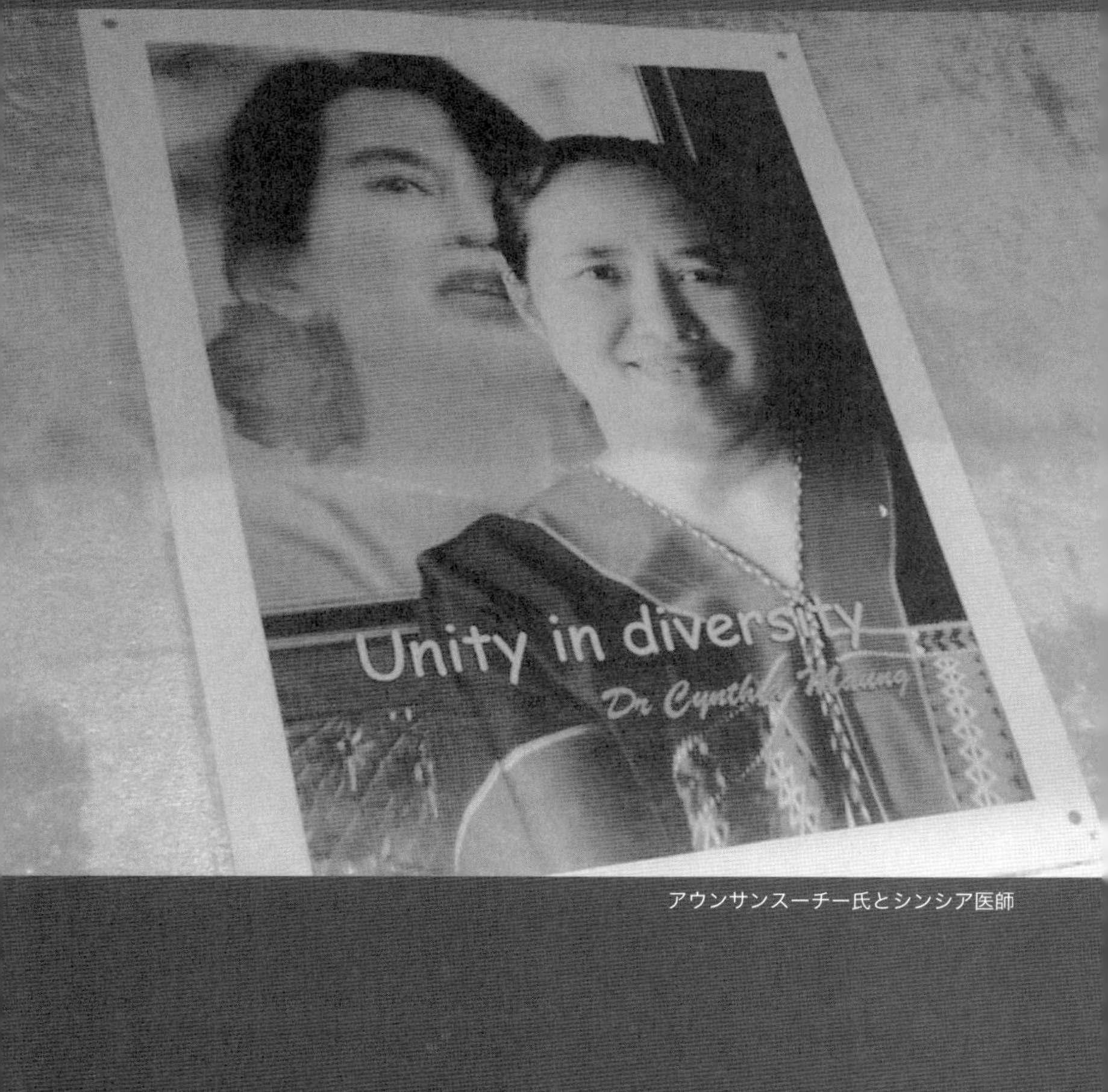

アウンサンスーチー氏とシンシア医師

—— プロローグ ——

1988年, ビルマ

一九八〇年代末、世界各国で民主化運動のうねりが起こっていたとき——。

一九八八年、軍による統治が三〇年近く続いたビルマで、激烈な民主化運動が勃発した。

一九八九年、共産党による統治が四〇年近く続いた中国でも同じように、世界中を震撼させた天安門事件が勃発した……。

◆社会と経済の崩壊

一九六二年の軍事クーデターの後、ネウィン将軍が政権を掌握してから、四〇年以上にわたってビルマは軍による統治が続いている（軍事政権は一九八九年に国名の英語呼称をミャンマーに変更した）。ネウィン将軍は革命評議会を設置し、ビルマ社会主義計画党（BSPP：Burma Socialist Programme Party）の最高指導者として、いわゆる「ビルマ式社会主義」を成立させた。それは、反資本主義、反植民地主義、反議会政治を掲げた軍事統治であった。これによりビルマ国民の生活水準は大幅に下がり、自由が消えた。独裁政治の犠牲になった人々は、軍の専制統治に不満を抱き、大規模な民主化デモを繰り広げたが、軍により力づくで鎮圧された。

軍の長期的な独裁と社会・経済の崩壊は、人々から安らかな生活を奪い去った。

一九八五年一一月、ビルマ軍政府は突然、一〇〇チャット紙幣〔などの高額紙幣、一チャットは公定で約二〇円〕を廃止し、新紙幣を発行した。

一九八七年九月、軍政府はふたたび「経済改革」を行なった。またも予告もなしに、当時流通していた二五、三五、七五チャット紙幣を廃止した。その目的は、国民の財産を大幅に減らすことであり、実際、ビルマ国内で流通していた貨幣の約七五パーセントが無価値のものとなった。

こうした軍政府の行為がビルマ国民の不満を引き起こし、緊張感に満ちた雰囲気がビルマ全体を覆った。市民と軍・警察の衝突事件が次々と勃発し、人々の不満は限界点に達していた。

一九八八年三月、首都ラングーン付近の村の茶屋で市民と警察の衝突があり、警察はラングーン工科大学生のマウンポウモウさんを射殺した。翌日、全国の各大学から一万人以上もの学生たちがラングーンに集まり、死者に声援を送るデモを行なった〔軍政府は一九八九年にラングーンの地名をヤンゴンに改称し、二〇〇六年には首都をネピドーに移している〕。

「マウンポウモウ事件」は、一九八八年の大規模な民主化運動の導火線となった。この射殺事件が、ビルマの人々が長年抑えられてきた怒りや不満を一気に吐き出す理にかなった口実となったからである。たくさんの知識人、学生、労働者、農民、また政府機関の公務員の一部も運動に参加した。

「軍人統治反対！」

「専制統治反対！」

「ネウィン退陣！」

人々は旗を持ってデモ行進を行なった。抗議の声は洪水のように響き渡り、多くの市民の心を激しく揺さぶるものであった。

この声はネウィンの耳にも届いたが、その強硬な姿勢を崩すことはなかった。軍政府は人々の訴えを無視して銃や戦車によって鎮圧し、一千人以上もの死者が発生した。

「軍が発砲したぞ！」

銃声と民衆の叫びが入り混じった恐ろしい音が街じゅうを包んだ。人々はあまりのやり切れなさに涙を流したが、その瞳には怒りの炎が燃えたぎっていた。

「進め！　われわれは死をも恐れない！　ネウィン退陣！」

怒りや恨みは恐れを消し、人々は体当たりで銃や戦車に立ち向かった。

この血みどろの鎮圧は、おびただしい市民、学生の死傷者を生み、元准将のアウンジーをはじめとする一〇名の反体制活動家が逮捕された。同時に、軍政府は学生集会を防ぐために大学を閉校し、秘密警察の大捜索により一千人以上のデモ参加者を逮捕し、ラングーンを混乱状態に陥れた。ラングーンじゅうが、火薬のにおいに包まれていた。

◆激烈な民主化運動

人々の反発と怒りは、血にまみれた鎮圧にあってもおさまることはなかった。

一九八八年六月、デモはますます膨れ上がり、学生、労働者、農民のほか、僧侶までもがデモに参加し、不満をあらわにした。

「軍政府退陣！」

「民主化を勝ち取らん！　人権を尊重せよ！」

「逮捕した学生と市民を、ただちに釈放せよ！」

軍政府退陣を求める声は、山を分け、海を覆す勢いであった。軍政府は武力をもって鎮圧を図ったが、社会の混乱を収拾することはできなかった。発砲した警察に対し、武装して反撃する者も現れるようになった。

もはやこうした事態はコントロール不可能であるとみた軍政府は、あらゆる通信媒体を切断し、戒厳令を宣布、夜間外出禁止令を出したが、人々の動きを抑えることはできなかった。人々は軍・警察を押しのけてメインストリートに集まり、彼らの怒りの声は毎日、毎晩鳴り響いた。ビルマは無政府状態に等しい事態に陥った。かねてから中央政府とそりが合わなかった国境地帯の少数民族は、これを機に独立を宣言した。

こうした状態の中、ネウィン〔BSPP議長〕は退陣を余儀なくされ、辞職を宣言した。その後、治安警察のセインルインが後継者となった。セインルインは、一九六〇～七〇年代に血にまみれた学生デモ鎮圧の実行者であったため、学生たちに「ラングーンの虐殺者」と呼ばれていた。国民がセインルインの政権を認めるはずもなく、大勢の人々が街を練り歩き、ストライキを起こした。

セインルインは、政権を握ってまもなく、テレビを通して国民を威嚇した――。

「皆の者、おとなしくわれわれに従いなさい。さもなくば、銃口を向けるぞ！」

それでもなお、人々は抗議活動を止めることはなかった。人々の怒りの炎はますます燃えあがっていくのだった。デモの末、セインルインは退陣に追い込まれ、新軍派の法務長官マウンマウンが後任にあたったが、事態は好転せず、「打倒！　軍事政権」の声は高まる一方であった。

◆アウンサンスーチーの奮起

こうした民主化運動の中で、アジアのジャンヌ・ダルクともいえる女性が、彗星のごとく現れた。「ビルマ独立の父」として名高いアウンサン将軍の娘、アウンサンスーチーである。彼女は権力に屈さず、人々の民主主義と自由を勝ち取る勇気や決意を呼び覚まし、ビルマ国民の精神的リーダーとなった。この民主化の女性英雄は、一九九一年一〇月にノーベル平和賞を受賞、民主化運動の世界的な象徴となった。

アウンサンスーチーの父、アウンサンは反英独立闘争の最大の功労者であり、彼の誉《ほま》れは、まるで空高く昇る太陽のようであり、政治的影響力は比類なきものだった。一九四七年、英軍の撤退と同時にビルマは民主的に独立を果たそうとした。アウンサンは最も誉れ高い指導者であったが、政敵である前首相ウーソーの一味の手で六人の閣僚とともに暗殺され、三二歳で没した。当時、アウンサンスーチーはわずか二歳であった。

その後、アウンサンスーチーはビルマを離れ、インドで教育を受け、英国オックスフォード大学で政治、哲学、経済の学士号を取得。ニューヨークの国連事務局行政財政委員会で書記官補となる。ロンドン大学の東洋アフリカ研究所（SOAS）で研究助手を務めたり、京都大学東南アジア研究センターの客員研究員として来日し、父アウンサン将軍についての歴史研究を進めるなど、ビルマ有数の知識人であった。

一九八八年四月、病気の母の看病のために英国から帰国したアウンサンスーチー（当時四二歳）は、ビルマ軍の正義にもとる行ないを目の当たりにし、非常に心を痛めた。彼女の体内に流れる革命家の父親の血が騒ぎ、民主化運動に身を投じた。

一九八八年八月二六日、アウンサンスーチーは、ラングーンにある有名な仏塔シュエダゴンパゴダ前で開かれた集会で大勢の聴衆を前に演説をした。彼女は、政府当局に対抗する統一戦線を張り、大規模集会を開いて抗議活動を行なうよう呼びかけ、ビルマ市民と各国からの支持を得た。

アウンサンスーチーと軍政に反対する政党の党首たちは各地で演説し、民衆に叫び続けた――。

「人々が求めているものは民主主義です。しかし、私たちが手にしたのは銃弾でした」

「臨時政府を設け、民主化を行なうことにより、ビルマの動乱は収まります」

「ビルマの皆さん、平和的手段で多党制を実現させましょう！」

アウンサンスーチーは、どの演説でも多くの民衆の支持を得た。軍政府のデマや、集会場を爆破するといった威嚇にも動じず、集会やデモを続けた。

「アウンサンスーチーはわれわれの新しいリーダーだ」

多くのビルマ市民はそう思っていた。

マウンマウン将軍は国民の怒りをなだめるために、妥協を図った。戒厳令を解除し、アウンジーを含む一〇〇名の反体制活動家を無条件で釈放した。マウンマウンは多党制による議会を承認し、一党政治を続けるか否かを国民投票によって決定することを宣言した。

これにより、独裁政治の暗雲の中に一筋の光が見えた。民衆や学生を乗せたオープンカーがラングーンの街道を走り、人々は歓喜の声をあげた。

「ただちに、われわれに民主主義を！」

「われわれが望むものは、民主主義である！　われわれが望むものは、複数政党制である！」

人々は民主化運動の勝利を祝った。多くの人々が赤い布をかぶり、ビルマ国旗を横に倒した。軍政府への抗議の意志を表明するためである。

◆軍政府の恐ろしい陰謀

八月以来、ビルマ軍政府は「沈黙政策」をとり始めた。軍隊や警察が街から引き揚げ、ビルマは無政府・混乱状態に陥った。

交通機関の職員がストを起こし、ビルマの交通機関を麻痺させた。多くの港湾労働者、国営新聞の従業員、政府機関の公務員までもが反政府運動に共鳴してストを起こし、政府機能はほぼ停止状態となった。

交通機関の麻痺により、食料の運搬が滞った。食料不足は商店の襲撃事件を引き起こし、犯罪行為が次々に勃発した。同時に、全国各地の監獄で暴動事件が起こり、九千名もの囚人が脱獄または釈放された。軍は陰で盗賊の横行を促し、暴力事件を多発させ、人々を不安に陥れた。

ビルマを重度の混乱状態に陥れた軍政府の陰謀は、じつは政権を奪回する口実を作るためのものであった。

あるスウェーデン人のビルマ研究者は、「一九六二年、ネウィン将軍と軍隊は、国内の動乱が国家の治安を脅かしていることを口実に、クーデターを起こして民主政府を打倒し、政権を奪いました。今、軍政府は故意に情勢を悪化させ、民衆が軍政府に秩序の回復を求めるように仕向けています。これが、彼らの恐るべき陰謀なのです」と語った。

ある日本人外交官は、「現在の混乱状態は政府の策動によるものです。その裏には、軍が政治に口出しをする口実を作り出すというもくろみがあるのです」と語った。

アウンサンスーチーは軍政府の意図を悟っていた。出版社のインタビューで、「軍人の中には、もし政府が崩れたら、自分たちも崩れるということを懸念し始めている人がいると思います。私は、より多くの軍人が、民衆は軍そのものに反発しているのではなく、軍を支配し、軍を辱《はずかし》め、民衆に甚大な苦痛を与えた軍の指導者であるごく一部のみに反発しているのだということに気づいてくれることを願っています」と語った。

アウンサンスーチーは軍にこう呼びかけ続けている。「軍は民衆の意向を支持し、人民の利益を守り、人民の後ろ盾となるべきです。ビルマを真実の民主主義へと導きましょう」と。

九月、軍参謀総長ソーマウンによる法律と秩序の回復を口実とするクーデターが起こり、国家法秩序回復評議会〔SLORC、現在の国家平和発展評議会〕が実権を握ると、既存の国会が解散させられたことでマウンマウンは政権の座を奪われた。ソーマウンは総選挙を認める一方で、反政府活動を力づくで鎮圧した。軍政府の過渡期であった。

翌一九八九年七月、ビルマ軍政府はアウンサンスーチーを軟禁し、外の世界から断絶し、圧力をかけ、屈服させようとした。しかし、アウンサンスーチーは命が脅かされようともけっして屈さず、ビルマ国民のために民主化を勝ち取ることを心に誓った。軍政府は彼女を目の敵にしながらも、完全に排除しようとはしなかった。収拾のつかない暴動が巻き起こることを恐れたからで

である。

◆無言の哀歌

一九九〇年五月、人々が待ち望んだ総選挙の日がやってきた。選挙の結果は軍の予測を大きく裏切るものであった。アウンサンスーチーは軟禁中であるにもかかわらず、彼女が率いる国民民主連盟（NLD：National League for Democracy）は圧倒的得票で勝利を勝ち取った。この選挙で軍政府は人々によって完全に否定され、アウンサンスーチーのNLDが、民主化を追求する国民の代表であると認められた。

勝利は自分たちの手中に当然あると思っていた軍政府は驚愕し、困惑した。そして、彼らは選挙の結果を拒否し、政権交代を拒んだ。

「選挙で当選した議員は、憲法制定のための議会〔制憲議会〕の議員にすぎず、『国会』ではない。軍の政権だけが恒常的な立法権を有する」

この宣告は、アウンサンスーチーとNLDが政治を担う可能性の完全否定を意味していた。こうした卑劣なやり方は当然、国民に受け入れられず、人々はふたたび大規模な抵抗運動を繰り広げた。軍はまたも血みどろの鎮圧により、運動を封じ込めた。

アウンサンスーチーは軟禁が続き、大勢の学生が逮捕され、刑務所に政治犯として送り込まれた。彼らの中には拷問を受けた者も多い。
そして、弾圧から逃れるべく、ビルマに隣接する国へ移動する人々が多く現れた――。

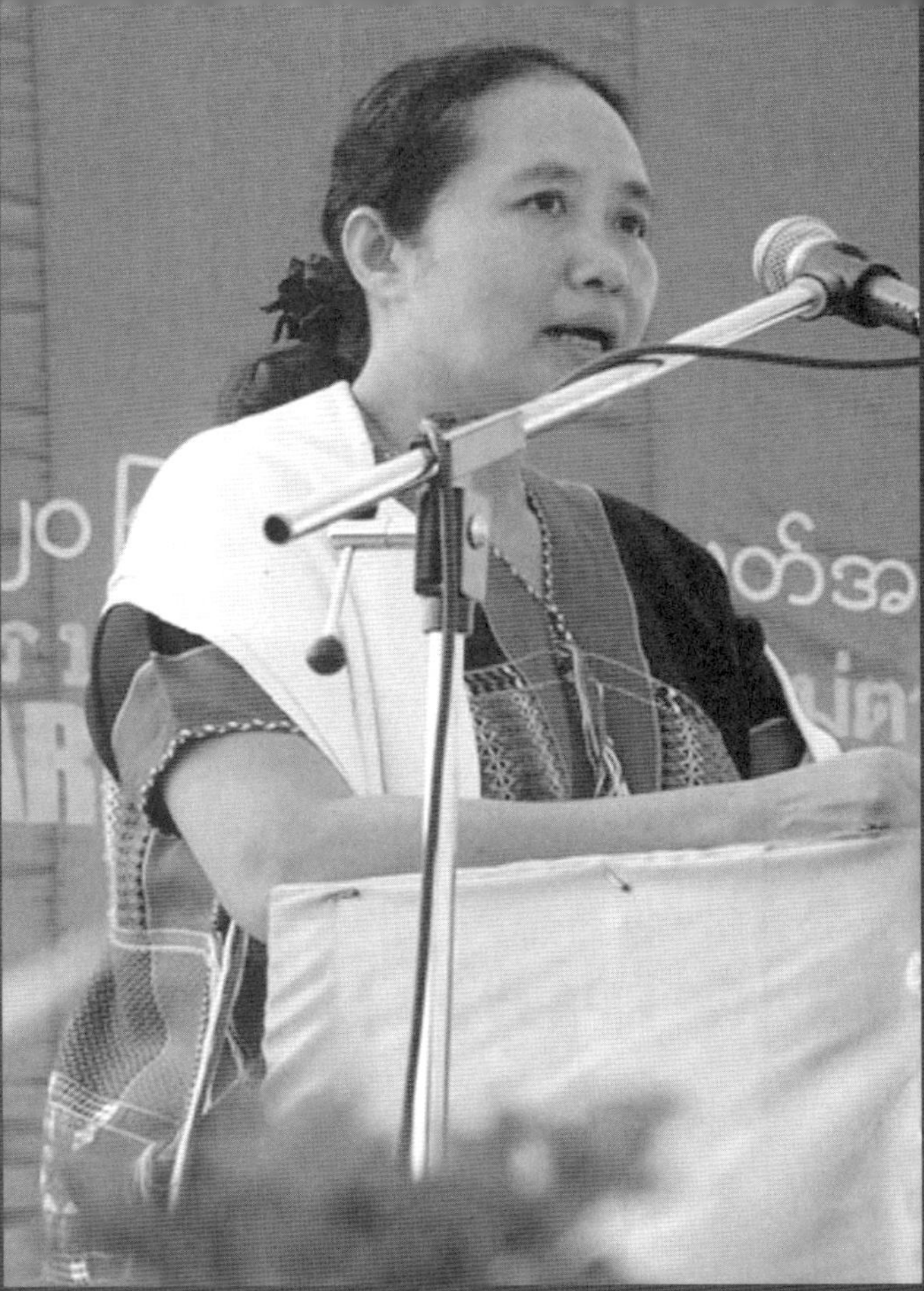

メータオ・クリニック20周年記念式典にて（2009年2月）

I
ある女医の物語

◆医師への立志

シンシア・マウン（Cynthia Maung）は一九五九年一二月六日、ラングーン近郊でカレン民族の両親のもとに生まれた〔育った地はモーラミャイン〕。彼女の父はビルマ政府の公共衛生部門の職員であり、七人の子どもをもうけた。シンシアの上には姉二人、そして下には弟三人、妹一人がいた。

シンシアの父はカレン民族であった。カレン民族は、ビルマの中で大きな規模を占める少数民族である。少数民族の多くは国境付近に住んでおり、政府の恩恵にあずかることは稀である。しかし、英国統治時代、カレン民族は高等教育を受けられる機会が比較的多く、たくさんのカレン民族の精鋭たちが政府部門の職に就いていた。

一九四八年、英軍の撤退によりビルマは独立した。英国は撤退前、カレン民族の独立を認めたが、英軍が撤退するときに政権はビルマ民族に移り、カレン民族はビルマ連邦国家に統合された。カレン民族はビルマ民族に抵抗し、自治権を得ようとした。両者は対立関係に入っていった。ビルマ政府の圧政のもと、カレン民族はつねに政府に反発し、その生活はつねに緊張に満ちたものであった。

軍政府統治下のビルマでは、教育、出版、医療、公共サービスは中央に集中しており、少数民族が教育を望むならば、故郷を離れて大都市に移り、ビルマ語を学ばなければならなかった。

はじめ、故郷を離れてラングーンに移ることを決めたとき、シンシアの両親には大変な葛藤があった。故郷では子どもたちはカレン語で教育を受けることができるのに対し、政府の公立学校ではビルマ語でしか授業が行なわれないからである。加えて、故郷を離れて異郷で生きていくのは困難をきわめることである。しかし、子どもたちによい教育を受けさせるためには、そうせざるをえなかったのだ。

シンシアの父の仕事は、僻地の貧しい村における保健衛生の普及と医薬品の配給であったため、一家は父とともに東へ西へ、村落を移動してまわった。シンシアが七歳になったとき、ようやく生活は落ち着いてきた。

シンシアの父は仕事上、カレン民族が抱えるさまざまな医療問題に直面してきた。正しい保健知識や基本的な医療物資の不足により、とるにたらない病ですら命取りとなった。彼は衛生部門の職員であり、医学の専門知識がないため、病人を前にしても気をもむばかりで、なすすべがなかった。

こうした幼少のころの生活により、シンシアは父の仕事に強い関心を持った。父とともに僻地の村落に行くこともたびたびあったが、マラリアによって死んでいく人々、流産をして死んでいく母親たちを山ほど見て、なんともいえない悲しさ、憂いが彼女の心を襲った。幼いながらも、彼女は考え続けた――「彼らのために、いったい何ができるか？」と。

シンシアは胸のうちを父に告げた。

「村の人たちが、かわいそう。どうしたら助けてあげられるの？」

「医学の専門知識を学び、医者になるんだ。そうすれば、より多くの人の命を救うことができる」

父の言葉は彼女の心に深く沁み入った。その後、彼女は勉強に全力を注ぎ、努力をし続けた。はるかな目標を実現させるために……。

「当時、じつは私の父は研修を続け、プロとしての医療知識を身につけ、より多くの人を救うことを心から望んでいました。しかし、当時の非常に不安定な社会においては、医療の専門知識を学ぶには莫大な費用を必要としました。そのうえ、彼は家族を養うためにお金を稼がなければならず、勉強に専念することは許されませんでした。夢を断念せざるをえなかった彼は、夢を私たちに託しました。そのため、その後、私と一人の弟は医者になり、別の弟は父と同じように政府の衛生部門の職員になりました」

一九八二年、シンシアはラングーン大学医学部に進学した。

一九六〇～七〇年代より、軍政府による統治が絶え間ないデモや衝突事件を招いたため、ビルマ国内は不安定な状態が続いた。

家に帰ると、父はいつも子どもたちとの会話の中で政治について触れ、ビルマ軍政府の独裁を憎んでいると語った。しかし母は、シンシアが逮捕され、学業を中断せざるをえなくなることを恐れて、学生運動にけっして参加しないようにと忠告していた。

「当時、多くの知識人は、次から次へと民主化運動に身を投じていました。でも、私はそもそも政治には関心がなく、ただ、よい医者になりたいだけでしたので、どんな運動にも参加せず、ひたすら勉学にいそしんでいました」

一九八五年、シンシアは医学部を卒業し、ラングーンの大病院の医師となった。その年、軍政府は滅茶苦茶な経済政策を行ない、国民に重大な損失を与えた。たくさんの人々が一夜のうちに貧民となり、多くの若者が経済的理由で学業を全うすることができなくなった。彼らは学業をあきらめ、家族のために働かざるをえなくなった。

病院でシンシアは、毎日、数えきれないほどの病人がやってくるものの、お金がない者は門前払いされるという状況を目の当たりにしてきた。些細な病ですら、治療の遅れにより命を落とす原因となった。こうした状況は、シンシアにとって見るに堪えないものであった。

「私は、自分が豊かな生活を送るために医学を学んだのだろうか？」

夜な夜な、彼女は自問した。

「それとも、ごく一部の裕福な人々のため？」

もし、彼女が憐みの心を持ち合わせておらず、利己的であったならば、こうした悩みを持つことはなかったであろう。

「大都市ですらこうなのに、貧しい僻地の村はどうなっているのだろう？　あの人たちは三度の食事すら困難なのに、病気にかかったとしても、医者に診てもらう余裕などあるはずもない！」

思い立ってすぐ、彼女はラングーンの大病院の仕事を辞職し、故郷であるカレン民族の村で働くことを決意した。そこの人たちは、途方もないほどの医療、教育、貧困の問題に直面しており、多くの助けを必要としていることを幼いころから知っていたからである。

◆時代の大きな悲劇

カレンの村に戻ったシンシアは、軍政府がさまざまなやり方でカレン民族を弾圧し、多くの暴力事件や社会問題を引き起こしているという現実を目の当たりにした。

民族に対する偏見や、軍の独裁政権に反対するため、政治に無関心なシンシアですら反政府組織に参加するようになった。この「反政府組織」とは、現状に不満を持つ知識人のグループであり、弁護士、教師、学生、新聞記者、少数民族などからなっていた。彼らの主張はおもに、「公平・正義」「政治犯の釈放」「基本的人権の尊重」「軍政府の退陣」などであった。

一九八八年、経済的混乱や自由を奪われたことに対するビルマの人々の不満は爆発し、大規模な抗議活動やデモ、暴動を巻き起こすこととなった。軍政府による通信、交通、食料の断絶とインフレは国民の怒りをいっそう増大させ、デモを激化させた。結局、軍政府は武力をもって鎮圧した。

絶え間ない流血沙汰の衝突は、多くの死傷者を生んだ。当時、シンシアは村での医療に従事していたため、ラングーンの大虐殺を自らの目で見ることはなかったが、ＢＢＣのラジオ放送や旅行者の口から血みどろの惨状を知り、非常に心を痛めた。

「多くのメディアから知ったのですが、当時のラングーンでは、毎日無数の死傷者が病院に運ばれ、病院は負傷者で押し合いへし合いになり、悲痛な叫びがあちらこちらからあがり、見るに堪えない状況だったそうです。そんなときでも、軍警察は学生や活動家を逮捕しようと病院内に押し入りました。医療関係者ですら、見るに見かねて街でデモを起こし、軍政府にこのような虐殺をやめるよう訴えました。結局、多くの医療関係者が殺害されました」

こうした過去の惨劇を思い出し、シンシアの表情は曇った。

村の状況はラングーンほど恐ろしいものではなかったが、秘密警察の魔の手は、すでに伸びてきていた。村人たちは政治に強い関心があったが、表立って討論できるはずもなく、政治犯として投獄されないようにひそひそ話をすることしかできなかった。徐々に多くの民主化活動家や大学生が農村に逃げ始め、その行方の知れない失踪に、根も葉もない噂が飛び交った。

動物学を専攻する大学三年生のノオ・トゥー（Naw Htoo）も、このときラングーンを離れ、故郷に戻った。弱冠二一歳の彼女は、非常に明るい性格の持ち主であった。アウンサンスーチーの呼びかけに共鳴して、ビルマ民主化運動に身を投じた。軍政府は武力をもって運動を鎮圧し、大学では秘密警察がつねに目を光らせていた。ノオ・トゥーは学校内が恐ろしい雰囲気に満ち満ちているのに耐えられなくなり、ほかの学生たちとともに故郷に避難した。これが、シンシアとの出会いとなる。後に、この勇敢な少女はシンシアとともにタイ・ビルマ国境地域の〔タイ側の町〕メソット（Mae Sot）に赴き、一番頼れるシンシアの片腕となるのである。

当時、軍政府の手中にはブラックリストがあり、人々を脅かしていた。シンシアは、ここから離れなければ、反乱の罪で即、逮捕されるかもしれない——、そう思った。男性一〇名、女性四名からなり、シンシアをリーダーとする現地の反政府組織は、移動するか、とどまるかの決断を迫られた。討論の末、彼らはジャングルに入り、情勢が落ち着いたら戻ることを決めた。

「当時、私は独身であり、学生運動や革命についてより多くのことを知りたかったので、故郷を離れて国境へ行くことを決めました。家族にはこの決意は知らせませんでした。私の行く先を知ったら、彼らは心配してしまうでしょうから。そのため、私は国境に着いてから、友人に父への伝言を託しました。私は遅くとも半年後にはビルマに戻るつもりでした。こんなにも長く〔タイに〕いることになるなんて、夢にも思っていませんでした。長らく、私は家族と連絡を取っていません。家族のみんなを巻き添えにしたくはなかったのです」

シンシアはそう語った。

◆ジャングルへの避難

逃亡を図った日、軍の注意を分散させるために一四人はそれぞれ時間差をおいて出発した。シンシアは軍の最大の標的であったため、彼らはまずシンシアを村民の家に隠し、ノオ・トゥーはじめ残りのメンバーは暗闇を利用して次々と近くの寺に潜りこんだ。夜一〇時ごろ、シンシア以外の一三人は次々に寺に入り、シンシアの合流を待った。

夜一二時、軍が寺までやってきた。門を叩く音は凄まじく、最年少のノオ・トゥーの顔からはすっかり血の気が引いていた。しかし、寺の和尚は非常に沈着であり、一三人を安全なところに隠してから軍警に対応した。

「おい坊主、お前は学生を匿《かくま》っているそうだな」

警察の態度は凶悪そのものであった。

「いいえ、この寺には私一人しかおりません」

和尚は冷静に言った。

「もし、おまえが匿っていたら、すぐにでも取っ捕まえてやるからな!」

警察は和尚を脅迫した。

「中に入って、誰かいるかご覧なさい」

和尚は非常に落ち着いて言った。

軍警は境内の内外をひととおり捜索しても誰もいないので、引き返すよりほかなかった。軍警が去るのを見送ると、和尚はようやく大きなため息をついた。


かの一夜のことを振り返ると、ノォ・トゥーの表情は急に固くなった。

「当時の状況はかなり危険でした。私たち十数名は恐れおののいていましたが、和尚はとても冷静に私たちを秘密の場所に案内してくれたうえ、軍警を適当にごまかしてくれました。軍は捜索しても誰もいないことがわかると、首をかしげつつも去っていきました。私たちはシンシアを待ち続けましたが、彼女はいっこうに現れないので、まさか捕まったのではないかと、とても心配になりました。明け方四時ごろになって、やっと村人とともにシンシアが現れました。私たちは合流するとすぐに、夜が明けないうちにと大急ぎで出発しました」


一九八八年九月二二日、二九歳のシンシアは亡命生活の一歩を踏みだした。

シンシアとともに逃亡したメンバーは、シンシアは穏やかな性格で、冷静に物事に対処できる人だと言う。軍に逮捕されないように、彼らの逃亡方法は昼は潜伏、夜は移動というものであった。

ノオ・トゥーはこう語る。

「一夜目、あるカレン民族の村にたどり着いたとき、皆、旅の疲れでくたくたでした。村人たちは親切にも、体を洗うために私たちを川辺まで案内してくれました。私たちが川に入った途端、村民が慌ててやってきて、『早く上がって！ 軍が来たよ！』と言いました。私たちは、どこも洗わないうちにドタバタと川から上がり、びくびくしながら山の中に入っていきました」

昼間、彼らがジャングルのカレン民族の村に匿われている間、カレンの人々は彼らの手助けをし、食事を与えた。病人に会うと、シンシアは携帯していた簡単な医薬品で治療を施した。夜は、村人の引率により、大急ぎで歩を進めた。軍の目を恐れて、照明は使わず、月の光だけを頼りに進んだ。明け方にはまた別の村に身を隠した。

逃亡中、彼らはカレン民族の歓迎と保護を受けたが、その中で、シンシアは彼らの生活の困難さを目の当たりにした。物資は不足し、多くの地域では水や電気すらなく、学校や病院などは言うまでもなかった。村人は教育を受ける機会などなく、閉ざされた世界に生き、外の世界がいかなるものか、知るよしもない。病気にかかれば祈禱師に頼るしかないため、ジャングルで最も罹患率の高いマラリアとデング熱は、致死の病となる。

シンシア一行は山で一夜を明かすとき、カレン軍のゲリラ部隊と遭遇し、保護を受けることがあった。当時、たくさんの学生や民主化活動家がジャングルに逃れてきていたため、ゲリラ部隊は逃亡者を保護し、安全な国境付近まで案内するため、いくつかのグループに分かれて活動していた。

五日目、シンシア一行はジャングルでゲリラ部隊のリーダーであるボー・チョオニー（Bo Kyaw Ni）に出会った。ボー・チョオニーはこの優秀な若者たちをいたく気に入り、感慨深げにこう言った。

「ジャングルに来てもう二〇年、ビルマに真の平和が訪れる日をひたすらに待ち続けているんだ。今日、こうして社会や国家のことを真剣に考えている若い学生の皆さんに出会った。私は、ビルマの前途に、一筋の光を見た気がするよ。ゲリラを引退して、平和な晩年を過ごせるといいんだがなぁ……」

ボー・チョオニーの言葉は、シンシアの心を激しく揺さぶった。そして、これから、自分のためだけではなく、心から愛する祖国や同胞のために、ありとあらゆる努力をしようと誓った。

ボー・チョオニー率いる部隊の保護のもと、シンシア一行は昼夜を問わず歩を進めることができた。彼らは二日二晩歩き続け、三三の山を乗り越えた末、タイ・ビルマ国境のワンカー〔メソット近郊にあったカレン軍の拠点〕にたどり着いた。

この七日間の逃亡生活で艱難辛苦《かんなんしんく》をともにしたシンシアとノオ・トゥーの間には、姉妹の情が生まれていた。

「私たちはいつも暗闇を利用して移動していました。夜の山は漆黒の闇で、冷たい山風とじりじりという虫の鳴き声があたりを包んでいました。とても恐ろしかった。山道はでこぼこだし、懐中電灯の明かりも弱くて、よろめきながら歩いていました。当時のシンシアはとても痩《や》せていて、彼女はいつも跳ねるような足取りでした。一方の私は、ちょっと太り気味で、体力もなかったので、へとへとに疲れてしまうときもあり、だんだんと皆から遅れてつらくなってきたとき、『みんな、待ってよー。もう動けない！』などと、叫びだしてしまうこともありました」

ノオ・トゥーは逃亡の日々を思い浮かべて、こう語った。

シンシアはこの少女をとくにかわいがり、道中、彼女に歩調を合わせるようにゆっくり歩いた。

ノオ・トゥーは敬虔な仏教徒であったため、毎日欠かさずお経を唱えなければならなかった。

ある日、彼女が仏像を拝みながら、突然、大声をあげて泣きだしたことがあった。

「ノオ・トゥー、いったいどうしたの？　どこか具合の悪いところでもあるの？」

皆は心配した。

彼女は何もしゃべることができず、ただ泣くだけだった。

「何も心配いらないよ。シンシアは医者だ。病気になったとしても、彼女がなんとかしてくれるさ」

皆は、ノオ・トゥーがあまりにもひどく泣くので、どこか具合が悪いのだと思い、シンシアを呼んだ。

「どうしたの？　ノオ・トゥー、具合が悪いところを教えて」

シンシアはやさしく彼女の手を握り、母が子を慈しむように慰めた。しかし、ノオ・トゥーは、ますますひどく泣く一方だった。故郷の母や父を思い出してしまったからだ。

「病気なんかじゃないわ。ただ、家族に会いたい、家に帰りたいの……」

彼女は涙を流し、鼻をすすりながら答えた。

シンシアは彼女を慰めながら言った。

「そんなに悲しまないで。ノオ・トゥー、私たちは六カ月間、出てきているだけ。六カ月後には家に帰れるわ」

ノオ・トゥーは涙をぼろぼろ流しながらシンシアを見つめて、「本当？　私たち、六カ月したら帰れるのね？」と言った。

シンシアはほほえみながら彼女の頭をなでた。彼女はけっしてノオ・トゥーを騙していたわけではない。彼らの計画では、たしかに半年で帰るつもりだったのだ。それが、長い歳月が経った今でも故郷を離れたきりになろうとは、夢にも思わなかったのだ……。

◆タイへの越境

ワンカーにたどり着き、シンシアたちがある寺に滞在していたとき、すでに三四名もの学生たちがワンカーに逃亡してきており、皆、意見を交わし合った。その中にはノオ・トゥーの大学時代の恩師も混じっており、彼はノオ・トゥーに対してこう言った。

「シンシアはすでに逮捕者リストに載っている。いつ、軍がワンカーまで探しに来るかわからないから、ここを離れないといけない。もし行くのであれば、先にカレン部隊の女性リーダー、マレオー（Ma Re O）に会うといいよ。彼女は七一歳の高齢だが、非常に勇敢な女戦士で、五〇年以上もの歳月をジャングルで過ごし、ビルマ軍と戦ってきた。彼女がきっと面倒をみてくれるだろう」

このとき、シンシアに同行している一三名の学生の中には、食べ物の配分のために口論が絶えない者たちもいた。今後の問題についても意見は分かれ、ある者はラングーンに戻ることを望み、ある者はビルマを離れることを望み、またある者はワンカーにとどまることを望んだ。ノオ・トゥーは皆と口論を続けたくなかったので、シンシアに従うことにした。シンシアがとどまるのならとどまるし、シンシアが行くなら行こうと。

マレオーはシンシアと対面すると、ホエイカーロウッ（Hway Ka Loke）難民キャンプ〔メソット近郊〕へと案内した。マレオーはそのキャンプのリーダーだったからだ。

難民キャンプで、シンシアたち一四名は最後の会議を行なった。結果、シンシアとノオ・トゥーはキャンプにとどまることにし、そのほかの者は、一名はラングーンに帰り、二名はボー・チョオニーの部隊に入り、残りの者は現地の学生組織に入ることを決めた。それぞれ、違う道を歩むこととなった。

難民キャンプに滞在していた一カ月間、シンシアとノオ・トゥーは、ワンカーに来る非常に多くの学生がマラリア死していくのを目の当たりにした。シンシアはプロの医療従事者というバックグラウンドがあるため、おのずから医療救護に従事するようになり、合計八つの学生組織を助け、マラリア治療のために奔走した。

この時期にカレン軍と学生組織のリーダーは、シンシアに対し、メソットで医療センターを設立し、学生とカレン部隊が直面している医療問題を解決してくれないかと申し入れた。

当時、ワンカーにいる医師はシンシア一人ではなかった。にもかかわらず、彼らがシンシアを選んだのは、彼女がいかなる学生運動組織やカレン団体にも属していなかったからである。医者たちはそれぞれ違った派閥の学生運動組織に属している者が多く、組織に行動を規制されることがたびたびあった。シンシアは独立した個人であり、純粋に医療業務に従事することができ、派閲争いに巻き込まれることもなかったのだ。

マレオーは、真の安全のためにここを離れ、メソットに行くことをシンシアに強く勧めた。

「ここにとどまり続けたら、マラリアで死んでしまう可能性がとても高い。そんなことになったら、命の無駄づかいよ」

彼女はシンシアに言った。

マレオーはシンシアに、もう一人のリーダーであるボー・ソウッソウ（Bo Sot Soe）を紹介した。ボー・ソウッソウはビルマ人だが、妻がタイ人で、国境地域のタイ側の町メソットに住居を構えていた。ボー・ソウッソウもシンシアがタイに落ち着くべきことを知っており、シンシアがメソットに来るならば、住まいと食事を提供し、メソットに事務所を建てる手助けをしたいとのことだった。

シンシアはボー・ソウッソウの手配のもと、メソットにやってきた。ここが、彼女の人生のもうひとつの始まりの場所となるのであった。

ノオ・トゥーは当時を回想し、こう語った。

「私は本当に幸運です。シンシアは医者だから、具合が悪ければ彼女がすぐに診てくれるし、カレン人だからカレン語がわかる。そして、彼女はとても温和で、穏やかで、面倒見がよいから、逃亡中、いつも慰めてくれた。シンシアと一緒にメソットに来て以来、長年にわたって同胞の手助けをし、たくさんの人々の命を救い、たくさんの意義深い行ないをしてこられたことを、とても誇りに思います」

◆緊急診療所の創設

一九八八年一二月、シンシアとノオ・トゥーはタイ・ビルマ国境の町、メソットにやってきた。メソットに来たばかりのころ、彼女たちはボー・ソウッソウの家の一室を借りていた。シンシアとノオ・トゥー以外の学生たちも続いてメソットに逃亡し、皆、一時的にボー・ソウッソウの家に世話になるのだった。ボー・ソウッソウは一千人を超える学生たちの手助けをした。

この期間、ボー・ソウッソウとシンシアは、マラリア患者対策のために、緊急医療センターの創設について話し合っていた。ボー・ソウッソウは、医療センターとしてなんとか使えそうな部屋がある、もともとカレン部隊の活動拠点であった木造建築の掘っ立て小屋を探してきた。彼らはその部屋を借りて、簡易診療所を設立した。

一九八九年二月、シンシアのクリニックは正式に発足した。

シンシア、ノオ・トゥーのほか、八名の学生がクリニックでの業務に従事した。この診療所は、一階が診察室で、二階は職員の宿舎であった。彼らは皆、独身であったため、二階の部屋を男子部屋、女子部屋の二つに隔てて住んでいた。シンシア、ノオ・トゥーも皆と同じように宿舎に住

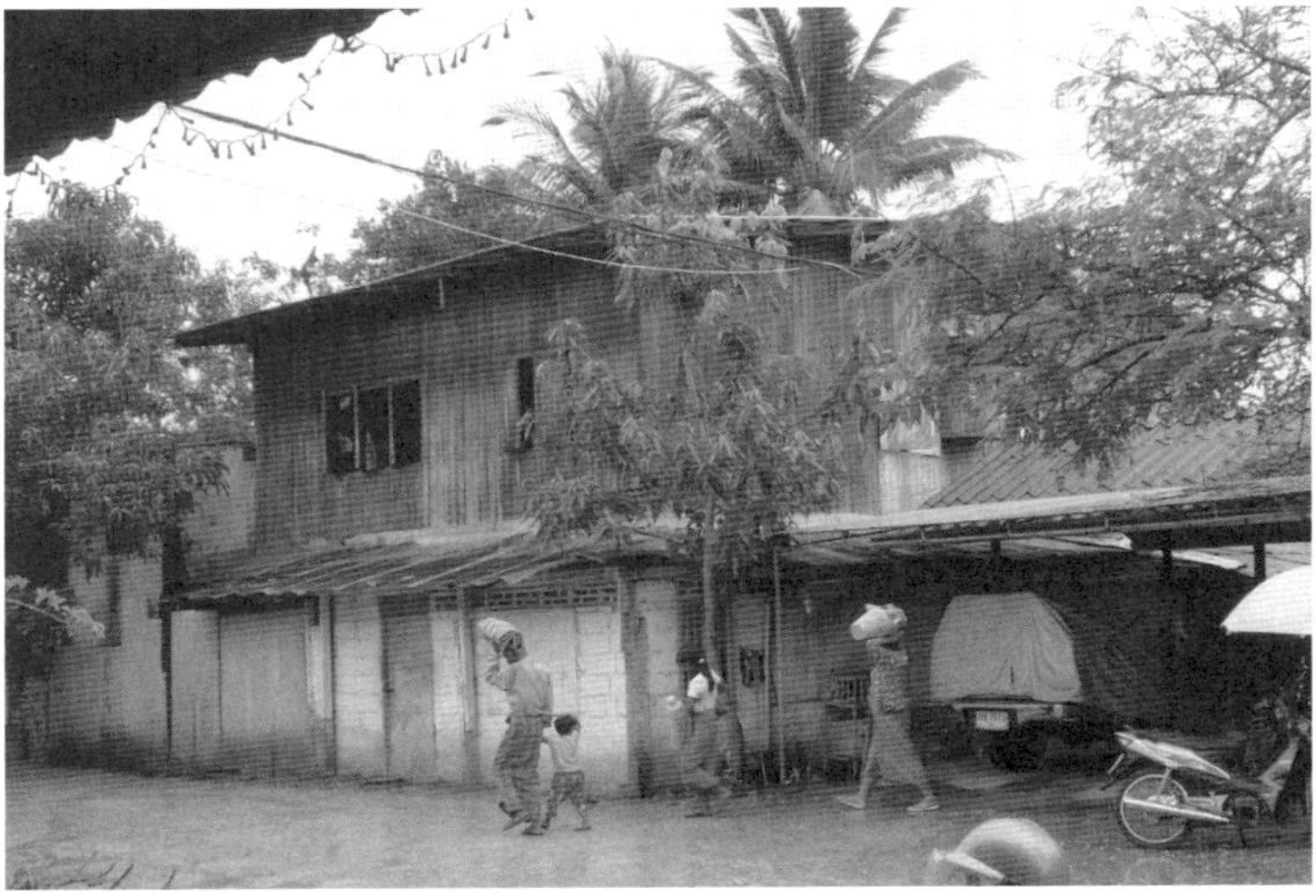

開設当初の簡易診療所に用いられた掘っ立て小屋

んでいた。ともに働き、ともに生活をし、彼らはまるでひとつの大家族のようであった。

シンシアには、診療所についての長期の計画はなかった。ここは亡命者の応急救護をするための臨時の医療センターにすぎない、と考えていたからである。彼女の心の中には、いつかビルマ軍政府は崩壊する、そうしたら故郷に帰り、こんな苦しい放浪生活を終わりにすることができる、という一縷《いちる》の希望があった。

難民という身分でタイに来たシンシアは無一文であり、はじめのうち、クリニックの経費は全面的に現地のキリスト教会に頼っていた。教会は定期的にマラリア治療薬、綿花や米を提供してくれた。ボー・ソウッソウも、ビルマの辺境地域の五つの学生組織のリーダーを集め、いかにしてシンシアのために食料と経費の支援をするかの会議を開いた。

NGOからも、不定期ではあるが薬品など物資面での支援があった。辺境地域は医薬品が不足していたが、NGOの支援があれば、クリニックのみならず、五つの学生組織にも医薬品を分配することができたのだ。

クリニックの貧弱な設備では患者に充分な治療を施すことはできなかった。病状が軽ければ、シンシア自らの手で治療できるが、重病、重症者に関しては、メソット・ホスピタル〔メソット市民病院〕に移送した。メソット・ホスピタルでの治療費は、教会の負担で賄われた。シンシアは患者の診察に明け暮れる毎日を送り、ノオ・トゥーは職員と患者の食事の提供、医薬品の分配を担った。後に、男性医師ミンチョウ（Myint Cho）がクリニック職員に加わり、シンシアの診察を手助けするだけでなく、現地のカレン人青年を医療要員として育成するための医療カリキュラムの開設にも貢献した。

第一回目の医療講習は一〇日間の基礎医療トレーニングであり、夜間に開講され、毎晩ひとつのトピックについて討論するものであった。医療的バックグラウンドのない職員は全員トレーニングを受けた。

ノオ・トゥーは当時をこう振り返る。

「私はほかの職員同様、医療に関してはまったくの無知でしたから、台所仕事をして、患者さんにごはんを食べさせることしかできませんでした。シンシアが医療トレーニングを開設したとき、私たちはとてもうれしくて、真剣に学ぼうとしました。基礎的な医療看護知識を学ぶだけで、少しでもシンシアの力になれるのですから！」

もともと大学で動物学を専攻していたノオ・トゥーは、みるみるうちに医療看護の知識を備えていった。

この後、クリニックは三カ月間の医療トレーニングを開始し、二〇名の青年が受講した。そのおもな内容は、マラリア患者や栄養失調の患者の看病の仕方や、女性や子どもの保健に関する仕事についてであった。このトレーニングでは、ノオ・トゥーは生徒から講師へと昇格していた。トレーニングを終えた青年たちは、診療所に残って看護師となる者もいれば、所属する団体に戻る者もいた。

トレーニングを開始すると、辺境地域のカレン民族の村と学生組織からたくさんの人がトレーニングを受けるために派遣され、修了後、彼らは自らの団体に戻って簡単な医療サービスに従事した。シンシアも、医療問題を解決するために定期的に辺境地域を巡回医療に訪れ、指導をした。シンシア不在中は、ノオ・トゥーがクリニックの責任者となった。

はじめのうち、シンシアのクリニックの対象者は亡命学生であったが、日が経つにつれ、ビルマ人出稼ぎ労働者の問題が浮上してきた。多くのビルマ人がタイに出稼ぎに来ているが、身分証明がなく、薄給であるため、病気にかかっても病院に行くことができないのだ。そのため、クリニックではこうした出稼ぎ労働者を無料で診察する部門を設けた。

そもそも、メソットには半年しかとどまるつもりがなかった亡命学生たちだが、時間が流れてもビルマの政局はいっこうに変わる様子もないので、故郷ははるかに遠のいていっていることを感じていた。期限どおりに故郷に帰るすべもなく、若い男女は異国に亡命しての苦悩をお互いに分かち合い、苦難の日々を助け合って過ごしているうち、だんだんと愛の芽が育ち、異国の地で結ばれていった。

そのため、クリニック創設一年後には、産婦人科のニーズが出てきた。はじめのうちは、産婦人科の専門医が不足していたため、クリニックは妊婦に対して産前の検査しかできず、分娩時はメソット・ホスピタルに移送せざるをえなかった。次第に、クリニックでの出産を望む妊婦も現れ、出産時の助産や、出産後の母子のケアなどは、クリニックにおける新しい課題となった。


一九九〇年、ドイツ人助産師インゲ（Inge Sterk）はメソットに降り立った。彼女はクリスチャンの家庭の生まれであるにもかかわらず、仏教に強い関心を持つ尼僧であり、ブッダに導かれるようにシンシアのクリニックに呼び寄せられ、ボランティアとしてシンシアの手助けをした。

インゲの登場は、まるで日照り続きのときの恵みの雨のようだった。なぜなら、シンシアは助産師を必要としており、助産師を育てるためのカリキュラムを組もうとしていたところだったたからだ。インゲは産婦人科の診察を担当するだけではなく、産婦人科の看護師を育成するためのトレーニングをも引き受けた。

ノオ・トゥーとインゲは二人とも敬虔な仏教徒であったため、信仰の一致から以心伝心の仲となった。ノオ・トゥーはインゲの指導のもと、あっという間に一人前の助産師としての技術を身につけていった。

一九九〇年、チョオヘー（Kyaw He）という一人の若者が、メソットにやってきた。

華人〔移住先の国籍を取得した中国系住民〕であるこの青年は、ワンカーですでにシンシアと顔を合わせていた。当時、チョオヘーは弱冠一八歳で、ほっそりと長身であり、きらきらと希望に輝く大きな瞳が印象的な青年であった。彼は高校を出て、学生運動のリーダーとして第一線で活動していたが、その身を隠すためにワンカーに逃れてきたのであった。若さあふれるチョオヘーは血気盛んで、毅然とした表情の中に、政治への不満が満ちていた。その後、彼はカレン軍ゲリラ部隊に加わってジャングルに入り、軍事訓練を受け、ビルマ軍とゲリラ戦を繰り広げていた。

手の甲に「FAITH」という刺青《いれずみ》を入れたチョオヘーは、カレン部隊の第一線で、命がけの戦いを四回にわたって経験してきた。ただ、ゲリラ部隊の軍備は政府軍におよばず、いつも敗退に終わった。

ジャングルで一年、二年と過ごす中で、チョオヘーは命の意義について考え始めた。彼は気づいていた。この戦争からは何も生まれない。ただ、憎しみと復讐心と反感を残すだけだ、と。こんな戦争が一〇年、二〇年、さらには一生涯続いたとして、いったい何を得るのだろうか？　ただ、皆が傷つくだけだ……。

彼は当時、シンシアがメソットに診療所を開いたことをすでに耳にし、シンシアの手助けをしたいと思っていた。銃を握り、人を殺めることよりも、よっぽど意義深いことだと思っていたから――。そうして、ついにメソットにやってきたのだ。

チョオヘーはクリニックに来てから、事務の仕事をこなしつつ、医療トレーニングに励んだ。この年若い青年は、シンシアと一一歳も歳が離れていたが、シンシアに思いを寄せていた。シンシアはその母性によって、異郷に流れ着いたこの青年を特別にかわいがり、チョオヘーはシンシアを「マザー」と呼び、慕っていた。

「一九八八年、ワンカーでシンシアに会ったとき、彼女の独特な雰囲気に惹きつけられました。でも、僕は当時、ゲリラ部隊に入る決意をしており、家庭を持つつもりはなかったので、彼女に思いを告げることができませんでした。ジャングルを離れてメソットにやってきて彼女に再会したとき、彼女はもう有名人になっていて、クリニックは彼女をリーダーとし、現地のＮＧＯは皆、彼女を知っていました。しかし、彼女はちっとも〝強い女性〟という感じはせず、温和で、物静かで、小さな声で話し、彼女の美しいほほえみは、人を温かい気持ちにさせてくれるのでした。

僕はシンシアを『マザー』と呼び始めたけれど、心の中では彼女を絶対に自分の妻にするぞ、と決めていました」

現在、シンシアの夫であるチョオヘーは、当時の心情を赤裸々に語った。

才色兼備のシンシアは当時、たくさんのNGOメンバーから慕われていたが、チョオヘーはその立場を活かし、ライバルを打ち破り、見事、シンシアの心を撃ちとめた。

一九九二年、同じクリスチャンであるシンシアとチョオヘーは、皆の祝福のもと、カレン民族衣装を纏い、ささやかな結婚式を挙げた。

◆雨季到来

簡素な造りのこのクリニックは、メソット郊外の窪地《くぼち》に位置する。タイは夏に数カ月にわたる雨季があり、雨季になると雨水がいっぱいになってあふれ、窪地にあるクリニックに大量の雨水が流れ込み、水浸しになるのであった。

「熱帯の雨季は、午後スコールがあり、みるみるうちに雨水がクリニックに流れてきて、一階の半分くらいまであっという間に水に浸ります。私たちは大急ぎで患者さんを二階の職員の宿舎に移動させたり、書籍や資料を運び出したりしました。こうした努力も虚しく、雨は屋根を突き破って入ってきて、二階までもが水でびしょ濡れになりました。当時、診療所の外には炭屋さんがあり、洪水状態になると炭が流れてきて、黄色い泥水が黒く染まりました。私たちはその水の中を歩くため、膝《ひざ》より下が真っ黒になり、洗っても洗っても、まるで黒いタイツを履いているみたいでした」

一九九〇年からメータオ・クリニックでボランティアを始めたインゲは、こうした耐えがたい事態を今は笑い話と語り、聞く者はその苦労を思い、胸を痛めるのであった。

雨季、クリニックの中は泥や汚水であふれかえり、途方もないほどにぬかるんだ。蒸し暑い気候のため、蠅《はえ》、蚊《か》、ブヨなどが猛威をふるい、暴虐のかぎりを尽くした。クリニックの衛生状態は最悪であった。当時、クリニックにはトイレがひとつしかなく、患者と職員あわせて二〇人がたったひとつのトイレを皆で使っていたため、非常に不便だった。

そこで、ドイツ出身のインゲが、友人であるベルリンの医師に基金を依頼する手紙を書いたところ、彼は快く応じてくれた。インゲがなによりも優先させたいことは、トイレの増設であった。

「当時、ビルマ人は誰もが〝革命〟を叫んでいましたが、私は、何はさておき〝トイレ革命〟が一番大事だと思っていました。衛生状態が悪ければ、病気にかかりやすくなるからです」

クリニックの患者は増える一方であったが、部屋はつねに不足状態にあった。ひとつの部屋をいくつかに隔て、一つひとつの小部屋の用途は多種多様であった。診察室は事務所でもあり、資料室でもあった。分娩室のベッドは、普段は事務用の机として使われており、病人の点滴を打つベッドが必要になれば、臨時ベッドとしても使用された。

クリニックの設備はきわめて貧弱なものであったが、毎日多くの患者が診察に訪れ、その患者一人につき一人か二人の家族が付き添いで来た。患者も家族も皆、タイに不法入国しているため、身分証明がなく、クリニックの外に出ればタイ警察に逮捕されるので、クリニックの外に出ることができなかった。そのため、シンシアは無料で診療を行なうだけでなく、患者と家族に食事を提供しなければならなかった。こうした事情により、クリニックの食料と医薬品はますます不足していった。

シンシアは言う。

「当時、財源不足のため、クリニックが置かれていた状況は非常に厳しいものでした。でも、クリニックの職員は劣悪な生活条件と非常に大きい職務上の負担にもかかわらず、不平不満を漏らす者は誰一人としておらず、皆で協力しあっていました」

一九九三年、もともとあった部屋はもはや使える状態ではなくなっていたため、壁ひとつ隔てた隣の部屋を借りた。職員が増え、より多くのトレーニングセンターが必要となり、シンシアの経済的な負担は増える一方だった。

現在、クリニックは初診時に登録料の三〇バーツ〔約九〇円〕のみを患者に負担してもらうことにしているが、診察代、医薬品代はすべて無料である。検査が必要な場合は、患者は三〇〇バーツを検査代として負担する。メータオ・クリニックには検査のための精密機器がないため、検査の多くはメソット・ホスピタルに移送して行なわなければならないからだ。

幸いなことに、次々と訪れる外国からの来客が、シンシアが難民となった同胞のために奉仕している光景を見て深く感動し、メソットでの出来事を自国に帰って伝え、シンシアの偉業をより多くの人に伝えてくれた。さらに、現地のNGOがインターネットを通して伝えることで、このタイの山奥にある小さな小さなクリニックは、徐々に外の世界から注目されるようになった。

シンシアは三つのNGOによる定期的な援助を受け、クリニックの財政難を乗り切っていた。外国からのボランティアも、次々とやってきた。オーストラリア人医師のマークは、六カ月間クリニックに滞在し、ボランティア診療を行なった。かつて英語教師として活躍していた七二歳という高齢のカナダ人女性サリーは、観光でメソットを訪れたが、シンシアのクリニックで短期ボランティアとして職員たちに英語の授業を行ない、皆の英語力の向上に貢献した。ほかにも、カナダの医学部の学生たちも短期ボランティアとして働いた。

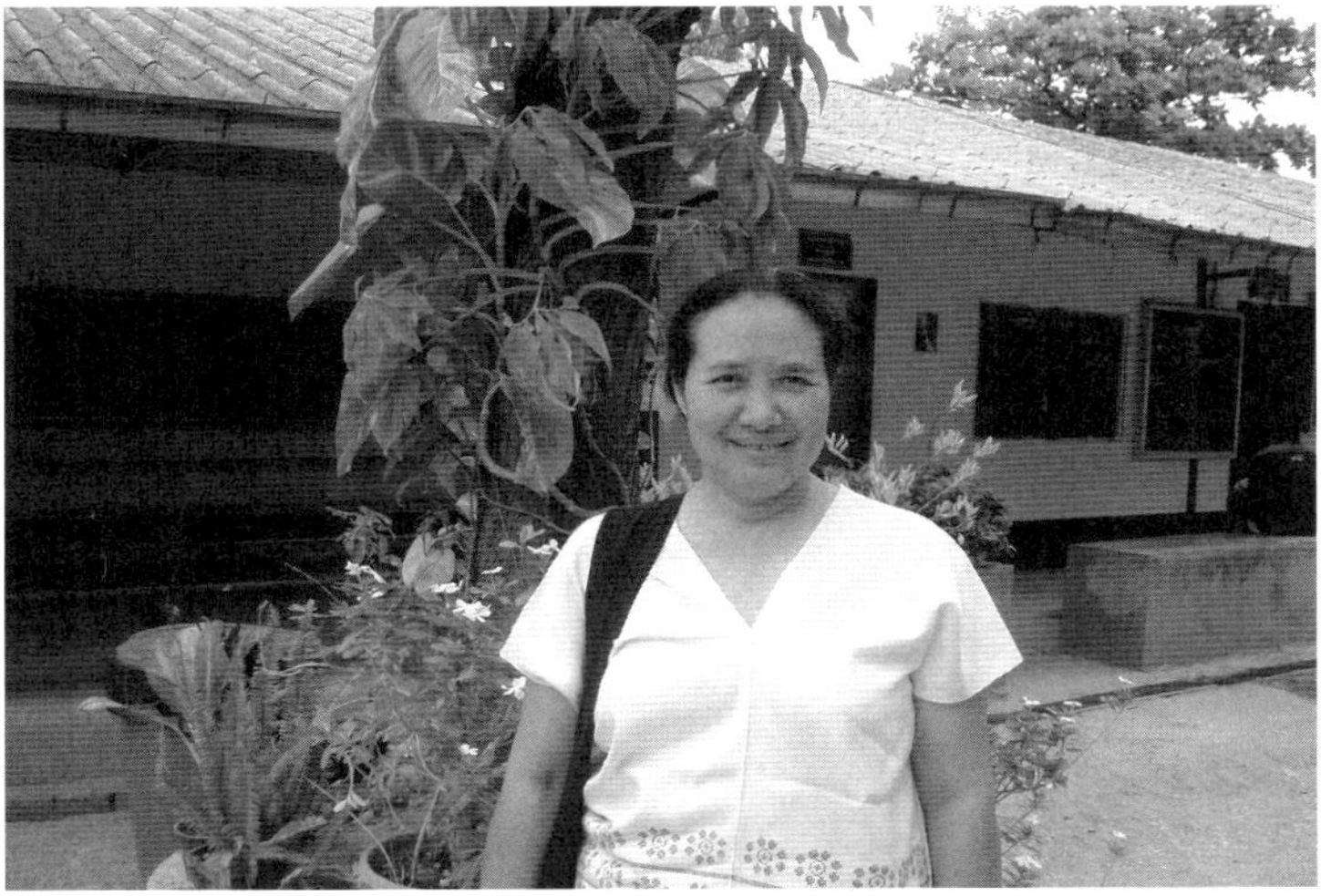

現在のメータオ・クリニックとシンシア医師

シンシアのクリニックは徐々に知名度を増していった。ますますたくさんの国境地域の住民が医療を求めてやってくるようになった。内科、小児科、眼科の患者、さらには地雷被害者まで、クリニックにやってくるのであった。患者とその家族の中には、いくつもの山々を越えてやってきたものの、身の置き場がないので野宿をしている者も多くいた。シンシアは見るに堪えず、クリニック周辺の荒野に患者たちの住まいを建てることを決めた。

一九九七年、職員たちは泥沼の荒地に竹を用いた簡単な小屋を建て、診察室と病棟を拡充し、付き添いの家族たちが雨風を防ぐ「家」も造った。当時のタイ政府はシンシアに対してとくに干渉してこなかったので、非常にスムーズに、簡素ながらもひとつの「クリニック」を成立させることができた。そしてまた、「メータオ・クリニック（Mae Tao Clinic）」として正式に設立することができた。

メータオ・クリニックでは、皆それぞれに異なる出身、組織、信仰の者が集まり、職員となってともに暮らしていた。数えきれない困難があり、暗中模索の中、皆で協力し、克服していった。職員には給料というものはなかった。ただ、最低限暮らせる程度の生活費が支給されるだけであった。皆、一緒に生活し、シンシアを家長とするひとつの大家族のようであった。シンシアは職員に対し、過度の飲酒と、揉《も》め事を起こすことを禁じていた。皆はとても仲良く暮らしていたが、万が一、揉め事があったときには、ノオ・トゥーが仲裁にあたっていた。

このような規定があっても、違反する者が現れることは避けられないものだ。誰かが飲酒し、揉め事を起こした際には、ノオ・トゥーは厳しく叱り、激しく罵《ののし》ることすらあった。一方、温和な性格のシンシアはけっして声を荒らげることはなく、「まあまあ、そんなに気を立てないで。話せばわかることとよ」と言ってノオ・トゥーをなだめたものだ。

シンシアとノオ・トゥーは、一人は敬虔なクリスチャン、一人は信心深い仏教徒。一人は温和で感情を表に出さず、一人は活発で外向的。一人は渉外、一人は内政。一人は肌が白く、一人は濃い肌色。二人は暗黙のうちに隙間なく補完しあい、まさに「二人で一人」、「二人三脚」だった。

◆「バックパック医療団」ジャングルへ

シンシアの医療はタイのメソットに拠点を置いていたが、彼女はつねにビルマ辺境のカレン民族の村や、ジャングルに住む人々のことが気にかかっていた。

シンシアは、タイへの逃亡中にカレン民族の人々やカレン革命軍の人たちに助けられたその恩を、どんなときも忘れることはなかった。また、彼らと過ごした時間はほんのわずかであったが、辺境地域の医療の後れや、医療に関する知識の欠如をシンシアは身にしみて感じていた。

医療トレーニングを始めて以来、ビルマ辺境からカレン人の青年たちが次々と国境の川を越えてメータオ・クリニックにトレーニングを受けにやってきた。彼らは、ビルマ軍に逮捕されたり、地雷に遭う危険を冒してやってくるのだった。しかし、彼らはそうした苦難をまったく恐れる様子がなかった。その姿勢に、シンシアは強く心を揺さぶられた。トレーニングを終えると、クリニックで働く者もいれば、村に戻って医療を提供する者もいた。こうした状況を見ているうち、シンシアの頭の中に新しいアイデアが浮かんだ。

「ビルマからやってきたカレン人が、メータオ・クリニックで基礎トレーニングを終えた後、医療用品を持って各自の村に戻り、簡単な医療センターを作って村人に医療を提供する要員として育成する専門のトレーニングが組めないかと、私は考えていました。彼らには半年後、またメータオ・クリニックに戻ってきてもらって、さらに多くのプロとしての医療知識を学んでもらい、医薬品を補充して、ふたたび村に戻ってもらう、というものです」

シンシアは当時の構想をこう語った。

その後、シンシアはビルマ辺境の七つの県にその旨を知らせた。その知らせを受け、それぞれの県から代表として派遣された総勢三〇名の若者がメータオ・クリニックでトレーニングを受けた。彼らが「バックパック医療団（Back Pack Health Worker Team）」第一号となった。

一九九五年、当時弱冠二〇歳であったソー・ロメル（Saw Romel）は、高校を卒業した後、タウングー（Taungoo）地区の代表としてメソットにトレーニングを受けにやってきた。

一九九六年、シンシアは国境地域に四つの簡易診療所を設け、彼女と医療団のメンバーは三、四カ月ごとに交代で診療所をまわった。当時、国境付近では戦火が絶えず、一九九七年にビルマ軍がカレン人の村に攻めてきたときには三つの診療所が焼き払われ、ただひとつだけが辛うじて残った。

クリニックをあげて辺境地域の医療問題について会議を開き、「バックパック医療団」の定義を決定した。プロ集団として辺境の村へ行って往診を行なう。村民に医療衛生サービスを行なう。そして、行き場をなくした人たちのもうひとつの「家」を作る。こうした活動のスペシャリスト。

それが「バックパック医療団」である、と。

一九九八年九月、「Back Packs」の名で、バックパック医療団が正式に成立した。

ソー・ロメルはバックパック医療団に入ったばかりのころを回想し、こう語った。

「そのとき、僕はタウングー地区の代表として、医療トレーニングを受けに来ました。シンシア先生は、とても親身に僕らの指導をしてくれました。このカリキュラムはのべ三年もの長きにわたるものでした。なぜなら、メータオ・クリニックで医療トレーニングを受けるほか、カレン革命軍のトレーニングも受けなければならなかったからです。なぜ、革命軍のトレーニングが必要かって？　それは、バックパック医療団はいつでもジャングルの中を進まねばならず、ビルマ軍の攻撃にいつ遭うかわからない。だから、どのようにしてビルマ軍の攻撃を避ければよいかを学び、自己防衛能力を高める必要があったのです」

バックパック医療団になるということは、大変な勇気と決心を要することであった。ジャングルではビルマ軍とカレン革命軍がつねに戦いを繰り広げており、弾丸の嵐のような恐ろしい惨状の中を進まなければならなかったからだ。

「バックパック医療団になってから、危険な場面を何度もくぐり抜けてきましたが、僕らに〝恐れ〟の文字はありませんでした。僕らはもともと〝危険地帯〟に暮らしており、ビルマ軍にいつ襲われるかわからないという生活を送っていましたから。僕らが村で医療に従事しているとき、カレン革命軍の方々に僕らにさまざまな情報を提供し、保護してくれました。ビルマ軍が村を襲撃するという情報が入ったら、彼らは事前に僕らに知らせ、ほかの村に行くよう手配してくれました」

ビルマ軍の攻撃のほか、川を渡るときには溺れる危険、ジャングルを進むときには地雷を踏む危険。すべて、バックパック医療団がいつでも遭遇しうる危険であった。

「ビルマ軍の占領地であるジャングルには数えきれないほどの地雷が埋められており、誤って踏むと即死します。そのため、バックパック医療団はジャングルに入るとき、爆発を避けるためにいつも地雷探知機を使用していました。しかし、いくら注意深くしていたとしても、不幸なアクシデントは起こるものです。僕のグループの中にも、地雷で命を奪われた仲間がいました」

「危険にあふれているビルマを離れて、安全なタイに来た後も、身分証がないためにタイ警察に捕まるという危険が待ち受けていました。僕も何度もタイ警察に捕まったことがありますが、毎回、シンシア先生がタイ政府を説得してくれたおかげで、なんとか見逃されているのです」

ソー・ロメルはそう語った。

バックパック医療団が誕生してから二〇〇五年までの間に、すでに一〇名のメンバーが命を落とした。残された家族は皆、NGOからの支援を受けてなんとか生活していた。バックパック医療団の活動は苦難と危険に満ちたものであった。にもかかわらず、じつにたくさんの人が医療団に入ることを望んだ。驚くことに、女性までもが入団を望んだ。

ドイツ人ボランティアであるインゲは、何度もバックパック医療団に参加し、川を越え、山を越えて辺境の村に行き、村民に出産計画や女性・子どもの保健の普及活動を行なった。

インゲはこう語る。

「バックパック医療団に、助産訓練は必須でした。なぜなら、私たちのサービスのおもな対象は、妊婦と子どもだったからです。私たちは医療を提供するだけでなく、緊急事態の処置にもあたりました。少数民族の衛生担当者から現地の助産師に至るまで、皆で協力してバックパック医療団の教育にあたりました」

現在、バックパック医療団のメンバーは二五〇名にのぼり、一五の区域に分かれている。各区域は五つのグループに分かれ、一グループにつきリーダー一人、そして最低一名の女性メンバーがいる。ひとつのグループのサービス対象は約二千人である。サービス内容は医療の提供、地域互助計画、母子ケア、保健に関する情報の提供、現地の医療水準の向上などである。
メンバーは毎年一月から七月にメータオ・クリニックに戻り、医療技術を高め、会議を開いて各地域の状況やニーズを報告しあう。

ソー・ロメルは言う。

「ビルマの辺境の村に行くと、村民の生活は貧しく、困窮していることが身にしみてわかります。医療の欠乏はさることながら、教育の欠如も看過できない問題です。自分たちの子どもを養うだけの経済力がない両親がほとんどだというのに、どうして教育を受けさせる余裕などあるでしょうか。ビルマ軍は人々の貧しさにつけこみ、子どもを少年兵として買い取るのです。軍は子どもの家族に食料や子どもの賃金を与えるため、家族はなんとか暮らしていくことができますが、子どもの一生は軍に葬られるのです。三五万人にもおよぶビルマ軍の約二パーセントは一八歳以下の少年であり、なかには一一歳、一二歳の幼さで戦線に立ち、銃を片手にジャングルでカレン部隊と戦いを繰り広げ、自分の肉親に銃口を向ける経験をする者すらいるのです。彼らは本来、学校で教育を受け、教科書とペンを持って勉強に励むべき年齢です。けっして、銃を持ってジャングルで戦うべきではありません。しかし、貧困が彼らの教育を受ける機会を奪い、血に染まった戦線へと追い込んでいるのです。ビルマ軍は彼らを〝人〟ではなくただの〝武器〟とみなし、罪のない彼らの少年時代を奪い取っているのです。こうした事実が、辺境地域におけるもうひとつの隠れた問題でした」

現在、米国、カナダ、ノルウェー、デンマークなどの欧米諸国のNGOは、バックパック医療団に対し定期的に資金援助を行なっている。さらに、医療技術トレーニングの指導者となる医療従事者の派遣や、医療機器の提供も行なっている。シンシアは、二〇〇八年までにバックパック医療団を二〇〇グループに増やすことを目標としている〔二〇〇九年の時点で七〇チーム。一チームは二～五人によって構成される〕。

今年〔二〇〇五年〕、バックパック医療団第一号のメンバーであるソー・ロメルは三〇歳となった。一〇年の鍛練を経て、世間知らずの若者は経験豊富なベテランとなり、幾度となくバックパック医療団の代表として国際会議に出席した。

すでに家庭を持ち、二人の子どもをもうけたソー・ロメルは、バックパック医療団はつねに危険と隣り合わせだと身にしみてわかっていながらも、この仕事を続けるのであった。

「バックパック医療団という職業は、非常に有意義な仕事であると感じています。この職業は僕を成長させてくれ、カレン民族の同胞のために奉仕する機会を与えてくれます。だから、恐れはありません。妻もよく理解してくれています。カレン革命軍の多くの友人たちが死を恐れないのも、僕らが死を恐れないのも、皆、自由を手に入れるために闘っている、という自負と誇りがあるからです」

「皆は、私がシンシアの描く理想に感動して、ここでボランティアをしているのだと思っているでしょう。でも、じつは、シンシアは確固とした理想を持っているわけではありません。彼女はただ、目の前に迫ってくる、やるべきことに取り組んでいるだけなのです」

長年にわたりシンシアとともに働いているインゲは、シンシア像をこのように語る。

◆医療から教育まで

たしかに、シンシアがすることの多くは、事前の計画がなく、問題が起きたらそのつど解決策を考えるというスタイルであった。

シンシアの最初の考えでは、メソットには半年間だけ滞在するつもりであった。しかし、一日一日とときが経つにつれ、故郷に帰る道ははるかに遠のいていき、現実的な問題が目前に降りかかってくるのを感じた。メソットで結婚した青年たちは子どもを授かり、子どもたちは日に日に成長していくが、身分証明がなく、不法入国という立場であるため、タイ政府が運営する公立学校に入学させることができないのだ。

就学前の年ごろの子どもたちはクリニックじゅうを駆けまわるため、シンシアは落ち着いて治療にあたることができなくなってしまった。彼女は幹部を集めて会議を行ない、幼稚園と小学校を開き、子どもたちを入園・入学させることを決めた。この案は現地の教会の支持を受けた。

シンシアはまず、クリニックの裏に部屋を借り、幼稚園を設立した。子どもたちが楽しく学習できる環境づくりのために、現地のカレン人青年を教員として養成した。学校の運営に関しては、シンシアの夫であるチョオヘーが責任者となり、運営費は教会の支援により賄われた。

シンシアが決めることはすべて、差し迫った問題を解決するためのものであった。その過程がどんなに困難に満ちたものであっても、シンシアは辛抱強く尽力し続けるのであった。この幼稚園・小学校の設立もけっして簡単なことではなかったが、シンシアは実現への努力を惜しまなかった。教育なきところに希望はない、と考えていたからだ。

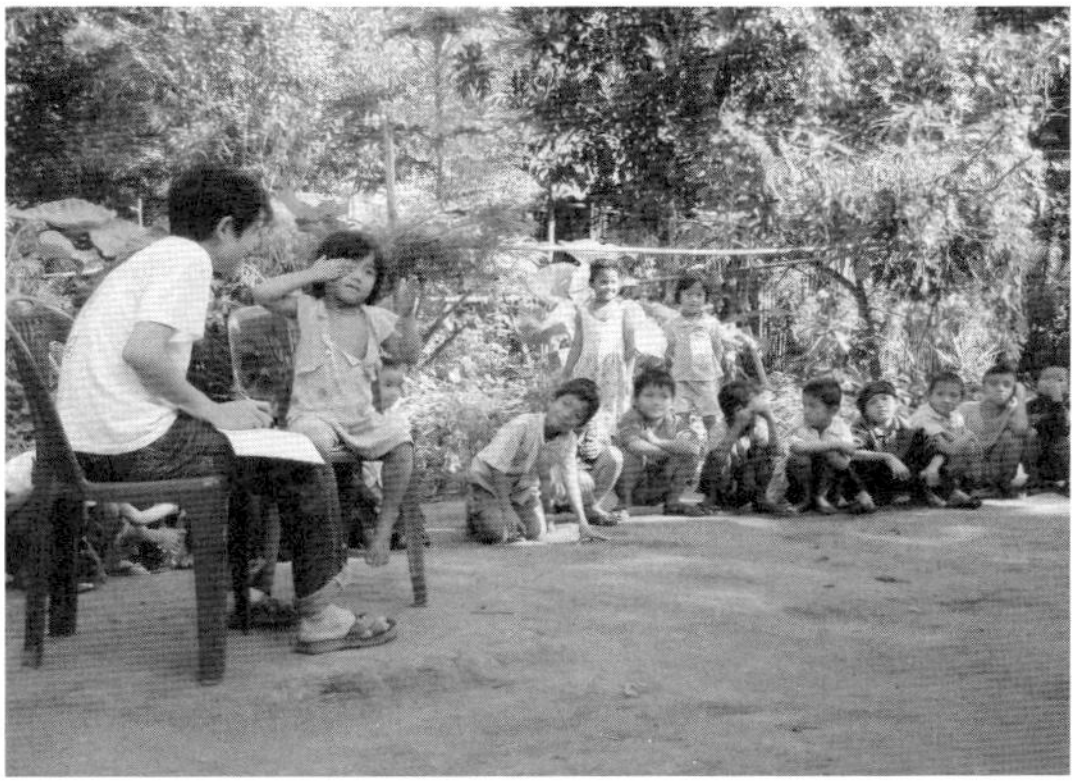
学校の子どもたちへの眼科検診

「ここで生まれた子どもたちはタイの出生証明が受けられないため、タイで医療を受けることができません。こうした子どもたちは、ジャングルに連れて行かれ、少年兵にさせられることが多いのです。約四万人の子どもたちがタイで生まれますが、両親が国籍を有していないためにタイの学校に行くことができません。だから、私たちで学校を運営し、子どもたちに教育を受ける機会を与えようと思ったのです。タイの役人が学校の見学に来て、授業を行なうこともありますが、メータオ小学校での学歴はいまだにタイ政府に認められていません」

シンシアはこうした現状を憂えて言った。

一九九五年、CDC（Children Development Centre）が設立された〔正式な設立は一九九七年〕。シンシアの夫、チョオヘーが校長に就任した。

学校の設備はきわめて簡素なもので、教室が不足していたため、低学年の二クラスはひとつの教室を共同で使用し、教員はお互いに協力しあっていた。

子どもたちがタイ社会の中にうまく入っていけるよう、ビルマ語のほかに、タイ人の教員を呼んでタイ語と簡単な英語の授業を行なった。子どもたちは夏休みと冬休みの間に、母語であるカレン語を覚える。

現地の教員のほか、欧米から臨時教員がやってきて、子どもたちに英語を教える。そのため、小学校高学年の子どもたちは皆、簡単な英語の会話ができる。

現在、メータオ小学校には一二〇〇名の児童がおり、幼稚園には一〇〇名ほどの園児がいる〔二〇〇八年時点で、五一名の園児と、七八〇名の小学生から高校生がいる〕。教科書代以外の学費はすべて無料で、昼食は各自持参する。彼らは現地のカレン人の子ども、ビルマ人出稼ぎ労働者の子ども、難民の子どもなどさまざまだが、皆、身分がなく、貧しい家庭の子どもであることには変わりない。

メータオ小学校の教職員は合計一八名。皆、ビルマから来たカレン難民である。彼らはビルマで高校を卒業したあと、NGOの教員養成課程を経て、教員となった者たちだ。教員の月給はとても低く、八〇〇～一六〇〇バーツ〔約二四〇〇～四八〇〇円〕である。しかし、教員たちは若く、あふれるエネルギーを発揮する舞台に恵まれたことを喜ばしく思い、じつに熱心に教育に専念している。研修の機会があれば、積極的に参加する。

シンシアは言う。

「ここでは、孤児の存在が非常に大きな問題となっています。ある女性がエイズにかかり、夫に捨てられる。母は出産後、エイズにより命を落とす。こうして、生まれたばかりの子どもは孤児となります。さらに、望まぬ妊娠をした女性が、子どもを産んでも養う力がなかったり、育児をする気がなかったりという理由で子どもをクリニックに置き去りにし、行方をくらませてしまうといった例もあとを絶ちません。こういった事情で、毎年たくさんの子どもたちがクリニック内で孤児になります」

こうした身寄りのない子どもたちの世話をするため、シンシアは難民キャンプ内に「ラン学園」という孤児院を設立した。孤児院には専任の保育師をつけた。シンシアはこうした子どもたちの「母」となり、孤児院を定期的に訪れ、温かい慈愛で彼らを包んだ。

シンシアは、「ラン学園」の子どもたちが幸せな幼少時代を過ごすことができるように配慮した。

ある年、ビルマ軍が国境を越えてやってきて、突然、難民キャンプを襲撃した。軍はキャンプを焼き払い、掠奪し、罪のない難民たちに銃口を向け、無差別に殺害した。やっとのことで創設された難民たちの「家」は、一夜のうちに跡形もなく破壊され、わずかばかりの貯えも、洗いざらい奪い去られた。

「あの出来事は、私の心に悪夢として焼きついています。軍が突然やってきて、銃を乱射し、私たちの家を壊し、たくさんの人を傷つけました。そのとき、私たちは学校にいて、恐ろしくて逃げまどいましたが、どこに逃げたらよいかわかりませんでした。この悪夢は、私たちを天国から地獄へと突き落としました。軍が去った後、そこらじゅう見渡すかぎり、目を覆いたくなるような光景が広がっていました。またはじめから、少しずつ『家』を作り直さなくてはいけないと思うと、気が遠くなりました」

ラン学園の女の子はそう言った。

◆ビルマ人出稼ぎ労働者の福利厚生

一九六二年にビルマ軍が政権を握り、独裁政治を行ない、そして経済が崩壊して以来、ビルマ人は職を求めて次々とタイにやってきた。一九八八年、ビルマ軍政府が学生の民主化運動を血の惨状に変えたことが、もうひとつの移民の流れを作った。さらに、一九九五年にカレン民族同盟（KNU：Karen National Union）が国軍に大敗したことが、数多くのカレン難民が流出する大きな要因となった。

統計によると、二〇〇二年までの間で、二五〇〇を超える町や村が軍政府によって破壊され、一〇〇万人の住民が行き場を失い、六三万人の難民はビルマに残り、四万五千人はタイの難民キャンプに逃れ、一五万におよぶ東ビルマの人々がタイで出稼ぎ労働者となり、そのほかの統計に換算されない難民は、諸外国に亡命している。

シンシアは深刻な面持ちで言った。

「昨年〔二〇〇四年〕、また五万七千人の人々が戦禍に巻き込まれ、二四〇の村が破壊されました。軍政府による人権蹂躙は、ビルマ人の国外逃亡を増幅させ、国外に逃れたビルマ人は、身分のない国際難民となるのです」

シンシアはビルマ人出稼ぎ労働者の問題に頭を悩ませていた。たくさんのビルマ難民がタイに押し寄せるものの、身分も、雇用も、希望も、未来もない。このように不法滞在しているビルマ難民は、いつ何時逮捕され、強制送還されるかわからず、不安な日々を過ごしている。

「タイの法律では、建設業、鉱業、衣服製造業の従事者には身分証が発行されますが、医療、教育の従事者は外国籍労働者の許可範囲に含まれません。メータオ・クリニックで働く医療関係者や、メータオ小学校・幼稚園で働く教員たちは、合法的に滞在するための身分証を得ることができません。そのため、私は彼らの合法的な居住権を勝ち取らねばならないのです」

シンシアは語った。

メータオ・クリニックは、タイ政府の認可を受けた医療機関あるいはNGOではないため、クリニックの職員は職業証明書を有していない。彼らが合法的に在留許可を取得するためには、タイ政府への申請が必要になり、費用は三七〇〇バーツ〔約一万一〇〇〇円〕かかる。また、一年ごとの更新が義務づけられている。

三七〇〇バーツは、切りつめ切りつめ生活しているメータオ・クリニックの職員にとっては莫大な負担となる。クリニックに来て最初の四カ月のトレーニング期間中、職員の一カ月の生活手当は四〇〇バーツ〔約一二〇〇円〕で、四カ月後に八〇〇バーツに上がる。満二年勤めた者は一二〇〇バーツになり、結婚して子どもが生まれれば、家族一人につき三〇〇バーツの補助金が支給される。

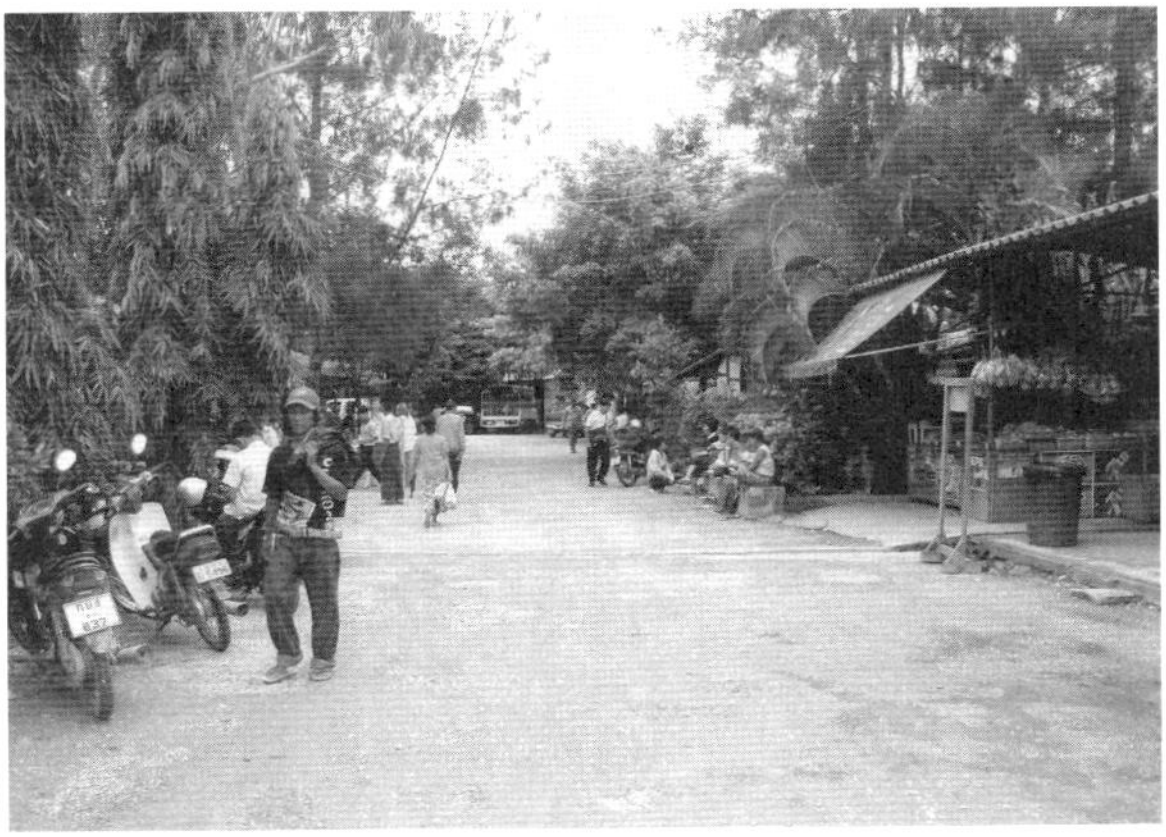
メータオ・クリニック敷地内の様子

このようなわずかばかりの収入では、生活を維持するのに精一杯なのに、在留許可を申請する余裕がどこにあるだろうか？　こうした不法滞在の職員たちは自由に町に出ることができない。娯楽もない。一日中、クリニック内で過ごすよりほかない。メータオ・クリニックという小さなコミュニティが唯一の活動範囲なのだ。

現在、三〇世帯以上の家族がクリニック内で生活している。竹を壁にし、葉を瓦《かわら》にしただけの今にも壊れそうで手狭な小屋の中に数世帯が同居し、雨風をしのいでいる。独身の職員は小さな一部屋に七、八人で同居し、ここが彼らにとっての「家」となっている。

クリニック内に警察が入ったとき、在留許可証のない職員は、捕まって面倒なことにならないように逃げまどう羽目になる。

「じつのところ、タイ警察はクリニック内に在留許可証のない職員を発見しても、黙認します。そう、彼らがクリニックを視察に訪れる目的は〝収賄〟です。そのような目的で来る警察に対し、シンシアは欧米などからの外国籍のボランティアに〝接待〟をさせ、クリニック内を案内させます。タイ警察は、私たちパスポートを持っている外国籍ボランティアには口出しできないので、不満げに立ち去っていきます」

インゲは言う。

「だけど、在留許可証のない職員がクリニックの外に出たなら、いつ逮捕されてもおかしくありません」


ここ数年、シンシアはメータオ・クリニックを合法の医療団体とするため、タイ政府に申請を出し続けている。しかし、そう簡単にはいかない。タイ政府は、メータオ・クリニックの規模やシンシアの影響力が年々大きくなり、メータオ・クリニックがビルマ難民の拠点となることを恐れて、シンシアの申請を拒み続けているのだ。

タイ政府は二〇〇三年、メータオ・クリニックを廃止に追い込もうとし、クリニックは解散の危機に陥ったことがあった。幸い、たくさんの国際NGOの支援とシンシアの国際的知名度があったため、本事件は国際人権団体の注目をひき、タイ政府は軽々しく事を進められない状況になり、解散の危機は免れた。

「ここにいる職員の多くは非常に有能であり、事務・管理能力もとてもすぐれています。ただ、彼らが受けたトレーニングは国際医療組織の正式な認定のうえに行なわれたものではなく、彼らの能力は国際団体に認められるとはかぎりません。そのため、彼らは自らの将来を案じています。法律による制限のために、保証が得られないことが数多くあります。私たちはただ助け合って、自分たちなりの最善のやり方を模索するしかないのです」

シンシアは力なく言った。

タイに滞在するビルマ人出稼ぎ労働者の問題は、在留許可の問題にとどまらない。女性に対する虐待もまた、看過できない問題である。

幼く無知であるため、またはレイプされたため、あるいは人身売買によりタイに売られたがため、身ごもったたくさんの未婚の少女が、毎日クリニックに押し寄せる。

「ここでは、多くの女性が性差別や心身の暴力にさらされています。性的虐待の問題は、女性に非があると大半の人が思っているため、女性は沈黙を守り、自らで解決することを選ばざるをえないのです。たくさんの女性が堕胎を希望してクリニックを訪れます。なかには、誤ったやり方で自ら堕胎を行なったために、身体が傷ついている女性もいます。毎年、クリニックの年間医療費の中で、女性の堕胎が占める割合は少なくありません。こうした無知がために生まれる悲劇に、私は非常に心を痛めています」

シンシアは語った。

こうした状況を見かねて、産婦人科の責任者であるインゲは、女性のための衛生推進計画を立て、妊娠を望まない女性に対して卵管結紮《けっさつ》（不妊手術）を行なった。性と生殖についての基礎知識の女性たちへの浸透により、ここ数年の女性の堕胎件数は大幅に減少した。

メータオ・クリニックの職員の職務は医療にとどまらない。患者の心のケアも、大切な職務のひとつである。職員たちは、クリニックで経験を積むにつれ、カウンセリング能力をも身につけていく。患者の中にはエイズ患者、堕胎をした女性、虐待や暴行を受けた女性たち、臨終を迎えた病人まで、さまざまな患者がいるため、どの部門でも精神的なケアを行なうことが必要不可欠となるためだ。各部門が集まる報告会において、彼らは自らの経験を話し、意見交換を行なう。

シンシアは言う。

「ビルマの文化は本来、非常に開放的で、皆、おしゃべりが大好きで、プライベートなことも分かち合います。お寺であれ、教会であれ、大樹の下であれ、茶屋であれ、どこでも人々が輪になって座り、おしゃべりに花を咲かせている姿が見られます。そのため、ビルマ人は皆、カウンセリング能力があります。カウンセリングで気をつけなければならないこと、それは『聞く態度』です。相手の言うことにできるだけ耳を傾け、むやみに決めつけたり、故意に批判の的にしたりしてはいけません」

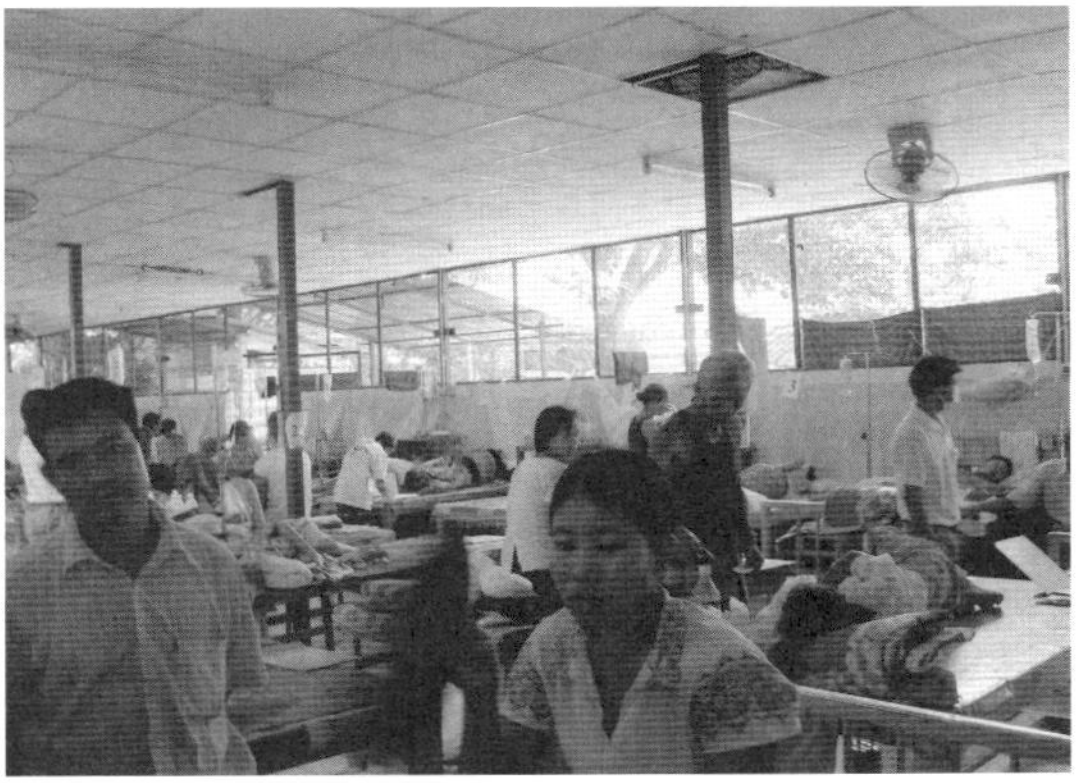
内科入院病棟内の様子

全世界的な不況の影響を受け、メータオ・クリニックへの医療および経済的な援助を絶ってしまったNGOも少なくない。にもかかわらず、クリニックを訪れる患者の数は増え続け、メータオ・クリニックの経済的負担は重くなる一方である。

クリニックの開業以来、ノオ・トゥーは食事に関するいっさいを担ってきた。食費はTBBC（Thailand Burma Border Consortium, タイ・ビルマ国境協会）の援助により賄われており、その額は一年に五〇〇万バーツ〔約一五〇〇万

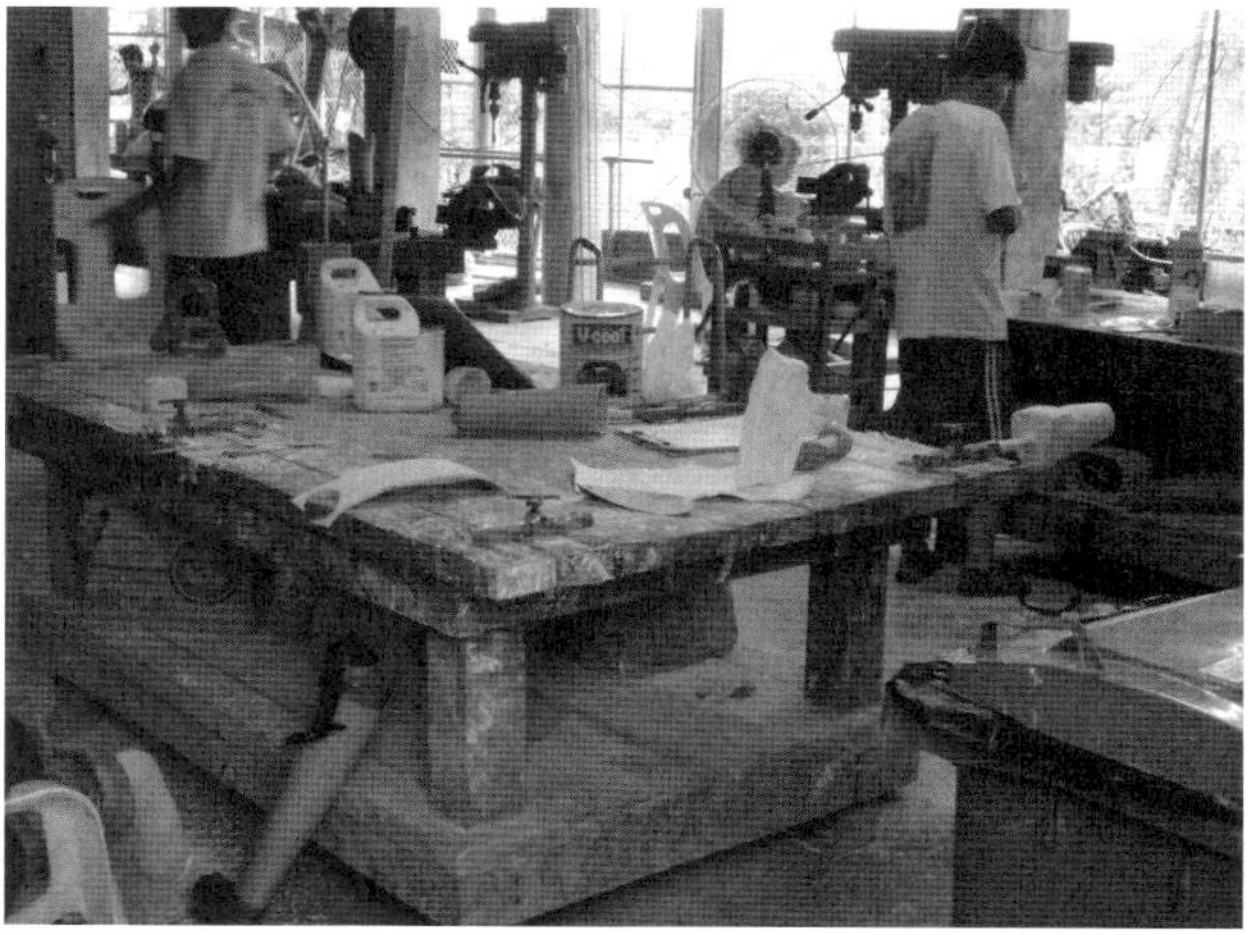

クリニック内にある義足製作所

円〕である〔TBBCは二〇〇八年、資金不足により、クリニックの食事援助を断念することを発表した〕。

ノオ・トゥーは言う。

「現在、クリニックの職員〔医療スタッフ〕の数は二五〇名です〔事務スタッフを含めた職員の総数は約五三〇名〕。うち、外国籍ボランティアの職員は一〇名います〔二〇〇七年では三一名〕。職員、患者、その家族を合わせると、一日に九〇〇〇人分の食事を賄わなければならないことになりますが、現在の食費では賄いきれません。経費はかぎられているため、私たちは食費を切りつめる必要があります。一食分一人あたり四バーツ〔約一二円〕といったところでしょうか」

現在、メータオ・クリニックには内科、外科、小児科、眼科、婦人科、産婦人科、検査室、献血室、歯科、そして地雷被害者の義足を作る義足製作所がある。義足製作所の技術者たちも皆、自身が義足使用者だ。ここに来て義足をつけてもらい、自由に行動できるようになった後も、じつに多くの人がここに残る。クリニックの義足製作所で働き、少しでも「同胞」の力になりたいというのだ。

シンシアはクリニックの運営者であり、指導者でもある。彼女を数々の困難が待ち受け、その両肩にははかり知れない重圧がのしかかっている。しかし、シンシアは少しも動揺せず、いつでも心の平和を保っているのだ。

「あなたはなぜ、そんなにも穏やかでいられるのですか？」――そう問わずにはいられない。

敬虔なクリスチャンであるシンシアはこう答えた。

「私は両親から犠牲や奉仕の心を学び、キリストから愛と与えることを学びました。困難に直面したとき、私は職員たちと力を合わせ、互いに励まし合い、ストレスやプレッシャーをためこまないため、心の平和を保っていられるのです。だって、焦っていたら、問題は解決するどころか増えていくばかりでしょう？　文化や言語の違いも、政治的立場の違いも、みんなほかの人の考え方を理解するまたとないチャンスなのです」

現在、メータオ・クリニックは病院というよりも、地域コミュニティの世話役としての機能がメインとなってきた。コミュニティの中には片親家庭、心身障害者、虐待を受けた女性、孤児、低収入の家庭、さらには生死の境をさまよう人もいる。こうした人たちは面倒をみてくれる人が必要なのだ。NGOやタイの公衆衛生機関の主導により、生活に比較的余裕のある人たちが、困難な生活を強いられている人たちの手助けをするといったかたちで両者を結びつけている。コミュニティをよりよいものにしようと、手助けをするほうも成長していく。

「一七年の間、私の心をふるわせたもの――。それは、失明した人が、光を取り戻したとき。足に傷を負った人が、自由にクリニックを散歩できるようになったとき。子どもたちが、学ぶ喜びに瞳を輝かせているとき。若者たちが、トレーニングを通して生きる希望を見いだしたとき。ある人が辺境地域に戻って、教育の道を選んだとき。こうしたすべてのことが、私に希望をもたらしてくれました」

そう語るシンシアの顔からは、うれしさがにじみ出ていた。

◆世界の皆さん、私たちを見てください！

メソットの地で、ひたすら身を捧げてきたシンシアの偉業は、国際人権団体に支持されるようになった。

一九九九年以来、オランダ、カナダ、米国、日本などの国際NGOの医療貢献賞、人権賞を次々に受賞した。

二〇〇二年には、アジアのノーベル賞といわれる「マグサイサイ賞」を受賞。

二〇〇三年、「TIME」誌上で「アジアの英雄」に選ばれる。

二〇〇五年、台湾・周大観文教基金会による「全世界熱愛生命賞」を受賞。

彼女は、スイス、イギリス、ドイツに何度も招かれ、ビルマ難民の医療問題についての講演を行なった。


自らの受賞について、シンシアは静かに語った。

「数々の受賞は、私だけでなく、すべてのビルマ難民のものです。世界中の多くの人々は、ビルマの紛争のことをよく知りません。これらの賞を通して、より多くの方々に知っていただきたいのです。

ビルマでいったい何が起きているのか。

なぜ、こんなにも多くの人々が国境にとどまるのか。

国境にとどまっている人々は、何をして暮らしているのか。

つまり、これらの賞を通して、世界のより多くの皆さんに関心を持っていただき、より多くの恵みをいただければ、と思うのです」


たしかに、メソットに住んでいるタイ人でさえ、なぜビルマ人がタイにとどまらなければならないのかを知らない人もいる。これらの受賞を通して、世の中にビルマの真実を伝え、国内外のビルマ人の間にさらに緊密な協力体制を築きたいというのが、シンシアの願いである。国境で尽力する者たちは世界中からの激励を受け、その信念をより強固なものにしている。

現在のシンシアの知名度をもって、たくさんの民主主義国家は、彼女に自国のビザを発給し、在留権を与えたいと申し出ている。シンシアのプロとしての医療経験をもってすれば、欧米諸国で医療に携わり、何不自由ない暮らしをすることもできる。にもかかわらず、なぜ、彼女はメソットにとどまり、苦難の道を選んだのか？ なぜ、個人の利益を犠牲にし、カレン民族の人々とともに立ち上がるのか？

「ここにとどまることが、〝犠牲〟だとは思いません。人生の選択は、一人ひとり違っていて当然です。タイ社会に入っていく人もいる。欧米諸国へ行く人もいる。ここにとどまる人もいる。どんな選択をしようと、支持され、尊重されることが大切なのです。

この世界には、さまざまなことを経験し、さまざまなことを身につけるのに充分な環境があります。その中から自分の進む道を選び、命を捧げることは、私たちに課せられた試練なのです。

努力し続けることで、ビルマに平和が訪れ、愛するわが家に戻ることができる日が来る――。私はそう願っています」

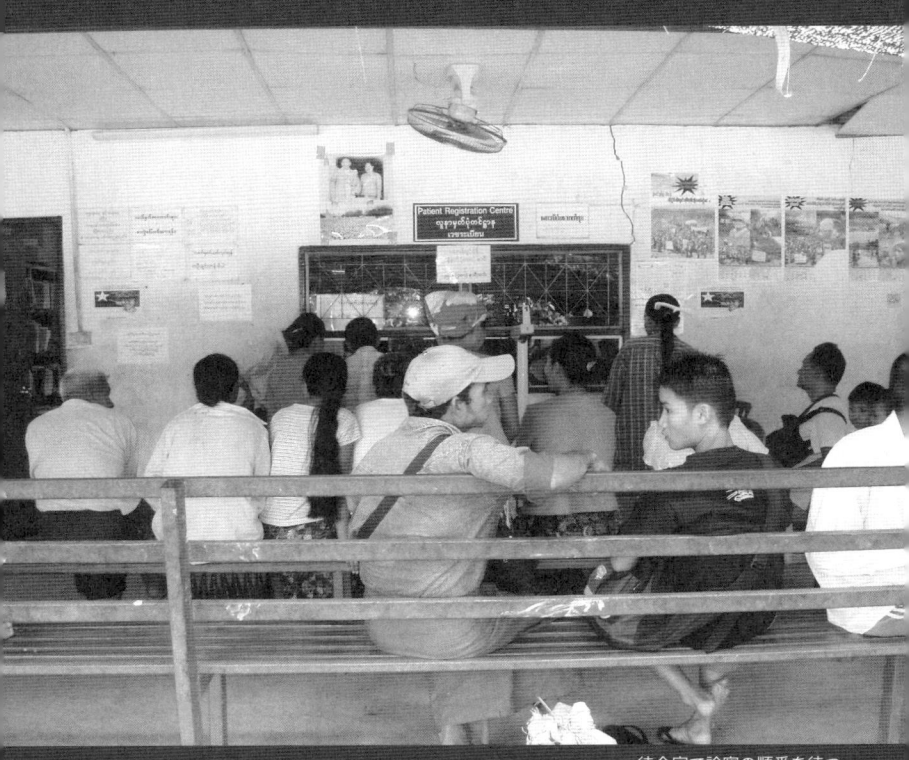

待合室で診察の順番を待つ

Ⅱ

国境なき愛

～ボランティアたちの物語～

メータオ・クリニックの中には、「外国籍ボランティア」が存在する。彼らは渡り鳥のように、決まって毎年、それぞれの国からメソットに帰ってくる。

「メータオ・クリニックは自分たちのもうひとつの〝家〟」――。皆、口をそろえて言う。彼らを引きつけて離さない、メータオ・クリニックの魅力とは何なのか？　何度も何度も、メソットに戻ってきてしまうのはなぜなのか？

◆ジェリー・ラモス（フィリピン）

ジェリー・ラモス（Jerry E. Ramos）は、フィリピン国籍のボランティアである。一九九三年、マニラで眼科検査技師の資格を取得した後、カンボジアの眼鏡屋で働いていた。縁あってIRC（The International Rescue Committee, 国際救済委員会）と接触する機会があり、かねてからボランティアをしたいと考えていた彼はすぐに眼鏡屋を辞め、IRCに加わった。

IRCのおもな活動はタイ・ビルマ国境地域の眼科医療であり、メータオ・クリニックもIRCの援助を受けている団体のひとつだった。シンシアが眼科のプロを必要としていることを知ると、彼はすぐに荷物をまとめてメータオ・クリニックへ向かった。

二〇〇三年五月、ジェリーはメータオ・クリニックにやってきた。シンシアと話し合った後、シンシアは彼を眼科部門の責任者、つまり、眼科の方針の策定および実行などのいっさいを担う重要な役割に任命した。

「私がクリニックに来る前、クリニックには眼科はあるにはありましたが、スコットランドから来た主治医フランク（Frank Green）以外、現地でトレーニングを受けた職員たちは、眼鏡を合わせることはできても、医療に関する知識はほぼないに等しかったのです」

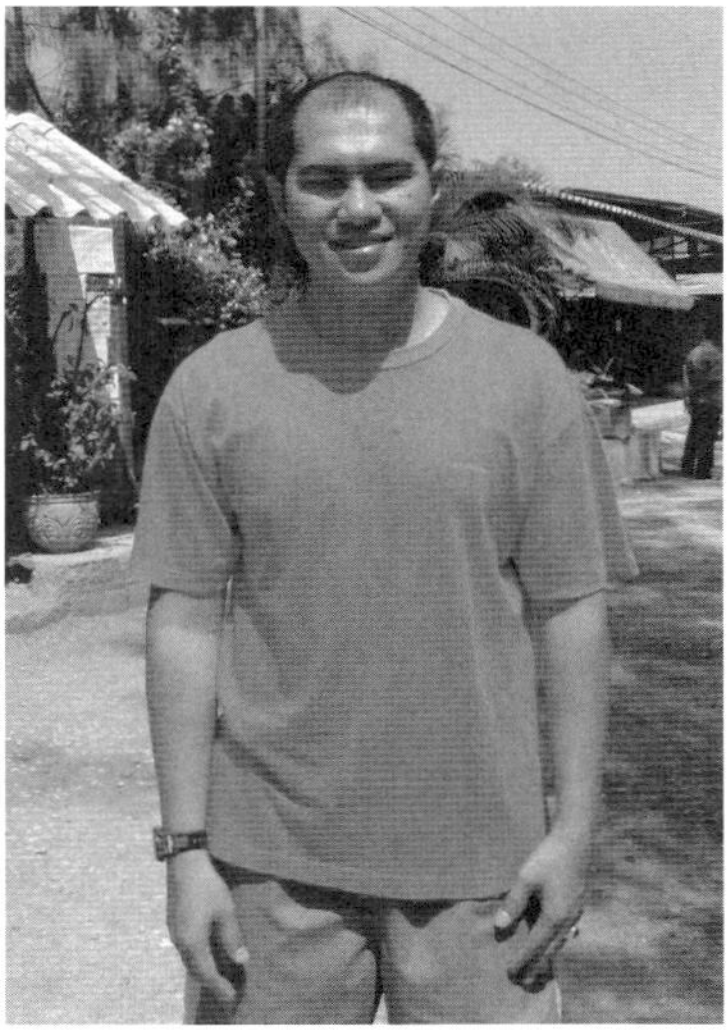
ジェリー・ラモス

そのため、現地の職員にプロの眼科としての水準を備えさせようと、ジェリーは眼科部門の養成課程を作った。
メータオ・クリニックの職員にかぎらず、ビルマの辺境地域で医療に従事する者たちも、毎年、定期的にクリニックに来てトレーニングや教育を受けることができた。

「ビルマからやってきた人の中には、すでに眼科の医療トレーニングを受けてきた人もいました。ある程度の知識があるゆえに、彼らは教官であるメータオ・クリニックの職員を信頼していませんでした。彼らは、メータオ・クリニックの職員が答えられないレベルの質問をすることもありました。そんなときは、責任者である私が応じるようにしていました」

業務上の責任者、トレーニングの監督以外に、彼は眼科部門の経理も担当しなければならなかった。

「メータオ・クリニック全体の経費負担額は莫大なものなので、各部門はできるかぎり自分たちで資金を調達する必要がありました。頭をひねらせて素晴らしい運営計画を立てたとしても、資金を得る方法がない、ということもよくありました。そんなときは、シンシアが一緒に解決策を考えてくれます」

メータオ・クリニックを訪れる眼科患者は、ビルマからやってくるカレン民族、国境地域に住むカレン民族、メソット近郊の貧しい人々の三種類に分けられる。通常、一人の患者につき一人、身内の者が付き添いで来る。患者の多くは老人であり、同伴者が必要だからだ。

メータオ・クリニックでは、一月、四月、一〇月の年三回、眼科手術を行なう。この三つの月の間、主治医であるフランクはクリニックに滞在し、一週間におよそ一〇〇名の患者の手術を行なう。

この三つの月には、大量の患者たちがクリニックに押し寄せる。彼らは事前に登録をし、検査を重ねてようやく手術をするか否かが決まる。患者数が多すぎるときには、重症の患者を最優先にし、次に高齢者と遠方から来た者を優先させる。今回、手術を受けることができなかった者は、次の手術期間まで待つ。

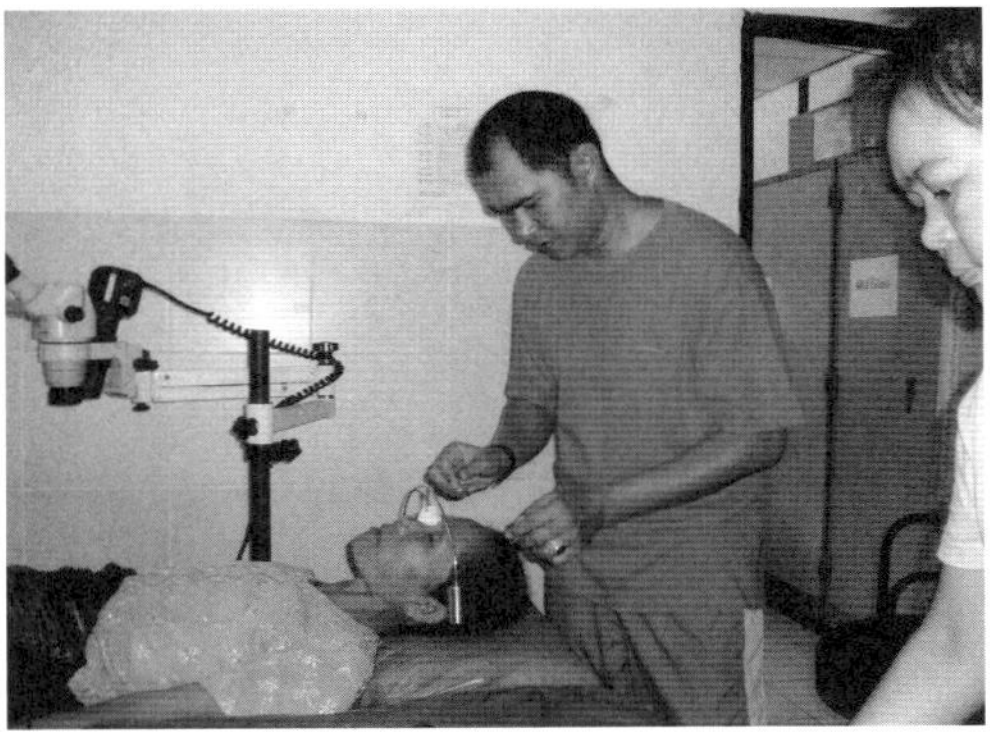

クリニックを訪れる患者が患っている病で圧倒的に多いのは、白内障である。白内障は、何の前触れもなく眼球に異変が生じ、視力が徐々に失われていくものだ。クリニックを訪れたときには、すでに視力を完全に失っている者もいる。これにはいくらフランクの技量をもってしてもなすすべがなく、ただ心を痛めるよりほかない。白内障の治療以外にも、近視や遠視、老眼の患者の検査や眼鏡の提供も、すべて無料で行なわれる。

「患者がここまでやってくるのは、簡単なことではありません。家や家畜を売り払って旅費にあて、やっとのことでここまでたどり着くというような状況なのです。だから、私は彼らに最良の医療を施したいと思います」

ここでの仕事は、毎日がチャレンジの連続だとジェリーは言う。ここでは毎日、違った症状を持つ患者がやってくる。ただ治療をすればよい、というものではなく、患者の心のケアにも気を配らなければならない。患者の中には手術器具を見ただけで震え上がってしまう者もいるからだ。患者は術後も定期検診のために、クリニックを訪れることができる。こうした配慮が、メータオ・クリニックが絶大な信頼を受けるゆえんなのであろう。

「かつて、シンシアは毎朝、各部門を見てまわっていました。しかし、ここ一、二年、彼女は外部の会議に呼ばれたり、クリニックのスタッフ会議や来客の接待などに忙殺され、一つひとつの部門を見てまわる余裕がなくなってしまいました。そこで、彼女は各部門の主任に充分な裁量を与え、部門ごとに立てた計画にもとづいて運営できるようにしました。それによって、各部門の職員の管理能力やプロとしての技能は格段に向上しました」

メータオ・クリニックでボランティアとして働いておよそ二年。メータオ・クリニックはなんと慈悲にあふれているところなのだろう、それはクリニックの運営者であるシンシアが慈悲にあふれた人物であるからに違いない――、そうジェリーは感じている。

「ここでの日々が、私を大いに成長させてくれました。業務の上での困難は尽きませんが、困難にぶつかるたび、なんとかそれを突破しようと頭をひねり、自分のものにすることができるのです。これぞまさに、ほかでは絶対に体験できない、私の血となり、肉となる経験だと思っています」

◆インゲ・スターク（ドイツ）

インゲ（Inge Sterk）はドイツ人であり、メータオ・クリニックの婦人科および産婦人科の責任者として活躍している。一九九〇年にタイ・ビルマ国境の町メソットにやってきて以来、長年にわたりシンシアとともに数々の困難を乗り越えてきた。

「今、振り返ると、私がここにやってきたのは、菩薩様の導きのようなものでした。菩薩様が、メソットで苦しむ人々のために奉仕する機会を、私に授けてくださったのでしょう」

インゲはドイツのクリスチャンの家庭に生まれた。しかし、なぜだか幼いころから仏教に強い関心を持っていた。仏教とは何たるかなどはまったく知らないのに、荘厳な仏像の姿を一目見た瞬間、強く心ひかれた。

二三歳のとき、インゲは生まれてはじめての旅に出た。行き先は、釈迦が修行を積んだ地、インドのブッダガヤだ。インドで禅修行を積んだ彼女は、たくさんの貴重な体験をした。その後、彼女はビルマで「内観（内省して自己の仏性を観じること）」を修得し、自己の精神性を高めていった。このような仏道修行をするうち、インドやビルマはインゲの心の故郷となっていった。

「一九八八年、ビルマでは民主化運動が起こり、軍政府は銃や戦車をもって民衆を脅しました。このような血みどろの虐殺は全世界を震撼させました。当時、私はベルリンにいましたが、そうした状況を知ったときは、心がどうしようもなく痛みました。ビルマが今の私を作ってくれた。そのビルマがこんなに大変な状況にあるのに、私はどうして黙って見ていることができるでしょうか。ビルマに戻らなければ――、そう思いました。そして、私は病院の仕事を辞め、タイのチェンマイへと飛びました。たくさんのビルマ難民がタイに逃れてきていると、新聞で報じられていたからです」

インゲはチェンマイに着くと、メソットからやってきた西欧人に出会った。彼はインゲにこう言った。

「メソットに行きなさい。そこに、ビルマから流れ着いた女医が運営している貧しい診療所がある。彼女は助けを必要としている。君が行って、彼女を助けてあげなさい」

こうした縁で、インゲはメソットにやってきて、メータオ・クリニックの長期ボランティアとなったのだ。

「はじめてシンシアに会ったとき、彼女はごくごく普通の女性だという印象を持ちました。非常に落ち着いていて、おとなしく、か細い声でしゃべり、何をするにも慎重で、感情を表に出さず、永遠にこの平静が崩れることはないのだろうとすら思わせました」

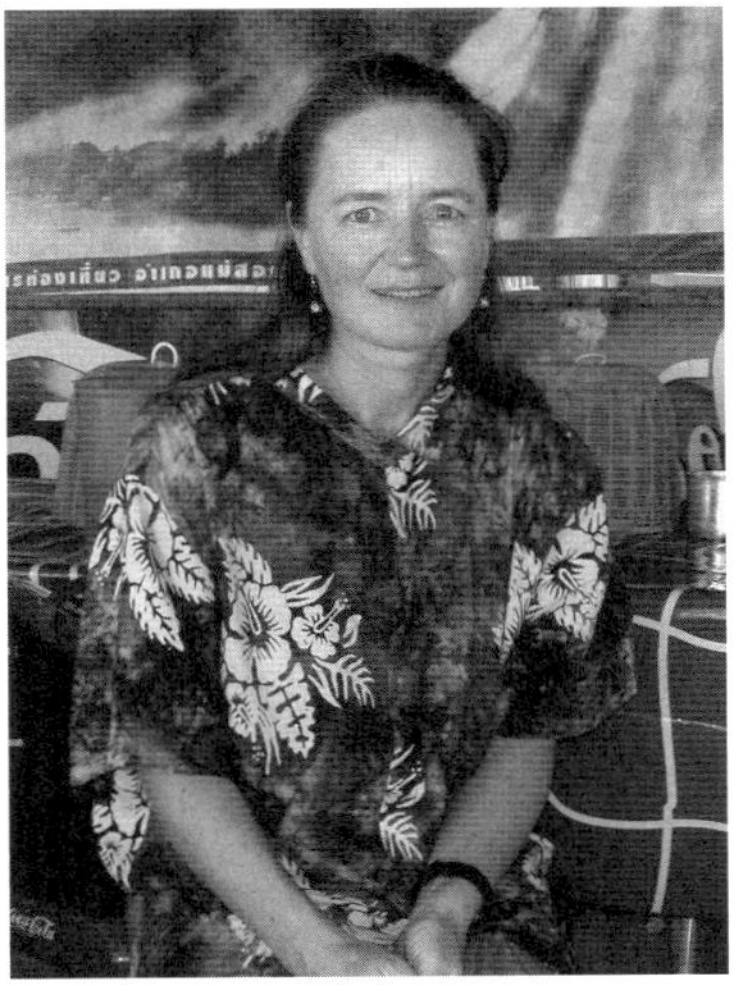
インゲ・スターク

これが、インゲのシンシアに対する第一印象だ。インゲは、この一見か弱そうだが、揺るぎない信念を持った女性医師に強く心を動かされ、メソットに残り、シンシアの手助けをすることを決めたのだった。

「はじめのころのメータオ・クリニックがどのような状態だったのか、あなたは想像がつかないでしょう。私がはじめて来たとき、そこにはたったひとつ、木造の小屋があるだけでした。その小屋の一階は診察室で、二階が住まいでした。シンシアと職員たちは皆、ひとつの部屋で暮らしていました。タイ政府はシンシアにいっさい援助を行なわなかったので、クリニックの物資は異常に不足しており、衛生状態もよいとは言えませんでした。水や電気は通ってはいましたが、前触れもなく止まってしまうこともしょっちゅうありました。水は貯めておけばいいので、まだなんとかなります。でも、突然の停電には本当に困りました。お産のさなかに突然停電が起こり、懐中電灯やろうそくの灯りの下で新しい命が産声をあげる、などということもよくありました」

こんなに質素で、困難だらけのクリニックなのに、たくさんの患者たちがわざわざ遠くから苦労して足を運ぶのはなぜなのか？

ここに来る患者の多くは辺境地域に住むカレン人であり、山での生活はじつに原始的なものである。村には医者などいるはずもなく、病人が出ても、巫女《みこ》の力に頼るか、死を待つよりほかにない。こんな状況の中、彼らにとっては、メソットに行けばクリニックがあるということが唯一の希望である。だから、彼らはどんなに遠くてもメータオ・クリニックをめざすのだ——、それがインゲの考える答えである。

お金もなく、身分もないビルマ難民にとって、メータオ・クリニックはまさに唯一のよりどころなのだ。シンシアの慈悲ややさしさが、貧しさや病に苦しむ人々を温かく包み込むのだ。

インゲは言う。

「病気の治療は、一時的な解決にすぎません。根本的な解決への道は、健康に関する常識の普及と教育にあります。山村の人々は、病気が〝天罰〟だとか〝祟《たた》り〟だという迷信にとりつかれています。例えば、彼らは蚊がマラリアの媒介になっているということを信じず、正しい予防方法を知りません。それどころか、パパイヤを食べすぎたからマラリアにかかったなどという迷信にとりつかれているのです。こうした状況は笑い話ではありません」

産婦人科の責任者であるインゲは、女性と子どもの保健に力を入れている。女性の堕胎は、看過できない問題のひとつである。山奥に住む女性たちには避妊という概念自体がないため、子どもを次々に出産しては食料不足に陥る。そのため、じつに多くの女性が、身ごもったことがわかると自ら堕胎を行なう。

「女性たちの堕胎の仕方は恐ろしいものです。なんと、木の枝や鉄の棒など、何か尖《とが》ったものを直接子宮に差し込むのです。そのため、大量の出血をともないます。クリニックに来るころには、多くの女性の傷口はただれて化膿しており、直視できないほど酷い状態になっています」

辺境地域の女性たちは、教育水準が低いばかりに生理衛生に関する知識も乏しく、また、多くが非常に若くして結婚する。一四、五歳で結婚・出産し、自分自身まだ子どもなのに母親になってしまうというケースも少なくない。自分自身の身体が傷を負っているのに、子どもの面倒をみられるはずもない。こうして、たくさんの子どもたちが幼くしてこの世を去り、その母親である少女たちも衰弱し、病に冒され、若くしてこの世を去っていく。

女性の早すぎる結婚・出産は健康を害する。シンシアは女性のみならず、男性にも性教育を行なうという対策をとった。しかし、保守的なアジア人は男女関係や性の問題に非常にデリケートなので、シンシアは男性への性教育に関しては、インゲに一任していた。

「西洋人は〝性〟について開放的で、きわめて健康的な話題だととらえています。私は男性たちに、ストレートに言います。『一四、五歳の女の子はまだ、女性として未発達です。それなのに、彼女たちと結婚なんてしてもいいと思いますか？　彼女たちを孕《はら》ませていいと思いますか？　そうした行動が、彼女たちを傷つけていると知っていますか？』と」

インゲは冗談交じりに言う。

「シンシアは男性への性教育を私に頼むとき、非常に申しわけなさそうに切り出すのですが、私はこういったことは喜んで引き受けます」

メソットでの仕事だけでなく、インゲはバックパック医療団の仕事にも加わった。バックパック医療団は毎年、山深く入ったところにあるカレン村の村人のために、医療を提供しに行く。女性や子どもは医療サービスの中心的な対象であるため、インゲは幾度となく野を越え、山を越え、村々をめぐって医療を提供してまわった。

山奥の村の衛生状態は、メータオ・クリニックよりもさらに劣るものだった。洗濯も、家畜の飲み水も、体を洗うのも、用を足すのも、すべて同じ川で行なわれるのだ。村には便所がないため、川のみならずジャングルじゅうが「天然便所」となる。トイレットペーパーは言うまでもなく、ない。用がすんだら、竹片でふき取る。こうした想像を絶する生活方式のすべてを、インゲは体験してきた。

「バックパック医療団と一緒に山に行ったとき、数日間体を洗っていなかったので、親切な婦人に連れられて川に体を洗いに行ったことがありました。婦人は私を少し陰になったところへ連れて行ってくれました。天然のお風呂で数日間の汚れを落とし、たいそう気持ちがよかったものです。しかし、ふと向こう側に目をやると……、まぁ！　この川はなんてにぎやかなんでしょう！　牛の体を洗っている人もいれば、食器を洗っている人もいる。たくさんの子どもたちが水遊びをし、たくさんの鴨《かも》たちもいる。すべてがこの川で行なわれ、飲み水も下水も区別がありませんでした」

この劣悪な衛生状態のため、ほとんどの山の子どもたちの腹の中には寄生虫がおり、栄養失調を起こしていた。子どもの腹から寄生虫を取り除いたところ、いったいどこにこんなに長いものが収まっていたのだろうと思われるくらいの長い寄生虫が出てきたこともある。寄生虫が成長して食道まで達し、口から吐き出した子どももいる。寄生虫が鼻まで達し、窒息寸前になった子どももいる。

「寄生虫に関しても、村の人たちは思い込みを抱いています。私が、寄生虫を燃やして処分しましょう、と言っても、天罰を恐れて、日干しにして自然死させようと言って聞きません。『この罪はすべて私が引き受けることになるから、天罰は私一人にしか下りません』——私がそう言うと、彼らはやっと寄生虫を燃やすことにしぶしぶながら同意するのです」

こうした恐ろしい体験は、村人のために衛生教育をしようというインゲの意志をよりいっそう強固にするものであった。しかし、それはそう簡単なことではなかった。字が読めないため、迷信のため、教育が行き届いていないため、村人は科学的な考え方を受け入れることができないのだ。こうした状況の中、インゲはさらにシンシアの慈悲深さを実感することになる……。

もし、シンシアがメータオ・クリニックのみに重点を置いていたとしたら、外部からの支援金だけで充分にクリニックを運営することができただろう。しかし、辺境地域の少数民族の村は、その命を天命にゆだねるのみだ。シンシアは、村の人たちが無知であるために、病に冒され、ただ苦しむしかないという状況を、見過ごすことはできなかった。そのため、彼女はメータオ・クリニックの経費の一部を、こうした少数民族の医療と教育にあてることにしたのだ。

「シンシアと私は信仰が違うため、宗教について語り合うことはありません。ただ、貧しさに苦しむ人たちへの考え方は、一緒です。彼らをなんとかして助けたい、彼らに生きる希望を与えたい……、それが私たち二人がいつも願ってやまないことです」

「人々を苦しみから救いたい」──、これがインゲとシンシアの二人に共通する願いである。

メータオ・クリニックで働き始めて一五年、インゲはこの仕事を自分の使命だと確信している。そして、これから先も身を捧げるつもりだ。

インゲは、自らがメソットにとどまり、シンシアの手助けをすることを選んだ理由を、こう語った。

「皆は、私がシンシアの描く理想に感動して、ここでボランティアをしているのだと思っているでしょう。でも、じつは、シンシアは確固とした理想を持っているわけではありません。彼女はただ、目の前に迫ってくる、やるべきことに取り組んでいるだけなのです。彼女の思いやり、謙虚さ、忍耐力、堅実さ。どんなことをするときも一つひとつ着実にこなす姿勢。どんな困難に直面しようとも冷静に、けっして屈さず、勇敢に立ち向かう姿勢。私の心を揺さぶったのは、彼女の描く理想ではなく、こういった彼女の人柄なのです」

◆テレンス・スミス（アメリカ）

テレンス・スミス（Terrence Smith）、通称テリーは米国の医師で、メータオ・クリニックを毎年訪れ、産婦人科の主治医を務めている。

テリーは「世界の医療団（Médecins du Monde, メドゥサン・デュ・モンド）」の一員であり、メータオ・クリニックに来る前はベトナムで医療に従事していた。ベトナム政府は医療を軽視しており、そのことをテリーは憂いていたからだ。

もともと人の手助けをするのが好きなテリーは、世界の医療団を通して、タイ・ビルマ国境に一人の女性医師が興したクリニックがあり、そこは完全に無料で医療を提供しているということを知った。彼女の行動に、テリーの心は強く揺さぶられた。そして、そこがいったいどんなところなのか、どうしても一目見てみたいと思ったのだ。

二〇〇二年、テリーはメソットに降り立った。はじめてメータオ・クリニックに足を踏み入れたとき、テリーの心に言葉にはできない感動がこみ上げた。

「このクリニックは、実際にはひとつの〝コミュニティ〟のようでした。たくさんの老若男女が自由に歩きまわり、長椅子の上で診察を受けている者もいれば、花壇のまわりに座っておしゃべりをしている者もいる。とても自由で、皆、気ままに過ごしているようでした。そこには、普通の病院のような陰鬱な空気は感じられませんでした」

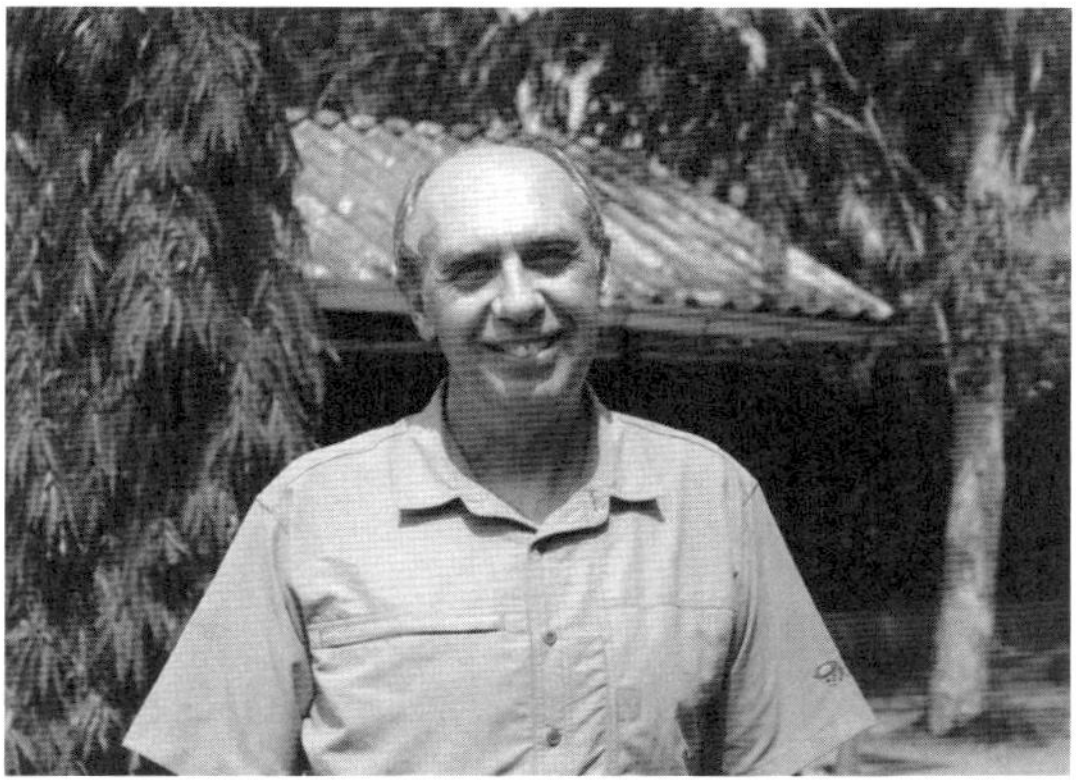
テレンス・スミス

テリーとシンシアは少し語り合うと、すぐに自分たちの理念が一致していると感じた。彼らは二人とも慈愛に満ちており、人助けを生きがいとしている。なにより、貧しい人々を助けたいという強い思いが、二人の最たる共通点であった。

メソットで数カ月過ごすうち、彼はまたひとつ、メータオ・クリニックがほかの医療機関と大きく異なるところを発見した。ここで働く職員は皆、ボランティアであり、彼らが受け取っているのは給与ではなくわずかな生活費であること。職位に差はなく、皆、同じ立場であり、一人ひとりが自分の仕事に責任を持って医療にあたっていること。産婦人科を例にあげると、メータオ・クリニックでお産をする妊婦の数は、毎月一五〇人を超える。職員たちは多忙をきわめているにもかかわらず、わずかな生活費しか受け取っていない。しかし、誰一人として文句を言わず、充実感に満ちあふれた笑顔を浮かべている。このような職場環境は、テリーの心を弾ませるものであった。

診察のほかに、テリーは産婦人科の人員の養成トレーニングにも尽力した。

「ここにいるカレン人はとてもまじめに学び、学んだことをカレン難民の同胞のためにすぐに実行に移すので、とてもうれしく思っています。私は、彼らがプロの医療知識を身につけ、将来的に一人で産婦人科の医療を担えるくらいの人材になってくれることを願っています。そのためなら、私はいくらでも協力します」

産婦人科の一般的な業務に関しては、職員たちに担当させ、テリーはかたわらで指導にあたる。少々複雑な場合は、自ら治療にあたる。妊婦一五〇人のうち約五五パーセントはメソットに住むビルマ人出稼ぎ労働者であり、残り四五パーセントはお産のためにビルマからやってくる。妊婦の多くは、感染症にかかってやってくる。家で出産し、正しい処置を行なわなかったために感染症にかかり、ここにやってくる者もいるのだ。

「エイズと堕胎は産婦人科の二大問題です。男性がコンドームを使う習慣がないため、エイズが蔓延してしまうのです。たくさんの女性がＨＩＶに感染して、ＨＩＶに感染した子どもを出産します。罪のない子どもがこのような運命を背負って生まれてくることは、あまりにもつらいものです。堕胎も相当深刻な問題で、二〇〇三年にはおよそ六〇〇名の妊婦がメータオ・クリニックで流産後の処置を行ないました。こうした母親たちは避妊をする習慣がないうえに子どもを養う経済力がないため、自ら堕胎を行ない、身体に異常をきたした後にクリニックに助けを求めてやってくるのです」

堕胎の問題を解決するために、ここ数年、メータオ・クリニックでは避妊の普及を進め、すでにたくさんの子どもがいる夫婦に対しては、不妊手術を奨めている。男性の精管切除手術はメータオ・クリニックで行ない、女性の卵管結紮《けっさつ》はメータオ・クリニックが費用を負担し、メソット・ホスピタルにて行なわれる。

「こうした不妊手術に要する費用は、メータオ・クリニックにとってとても大きな負担でした。そのため、二〇〇五年から、男性には一〇〇バーツ〔約三〇〇円〕、女性には二〇〇バーツを自己負担してもらうことにしました。じつのところ、自己負担を課すことによって、不妊手術を望む男女が少なくなり、結局ふたたび堕胎をする女性の増加を招いてしまうのではないか、という懸念もあります」

メータオ・クリニックはつねに経費不足である。テリーは深いため息をついた。

二〇〇二年以来、テリーは毎年、メータオ・クリニックを訪れている。

「僕はまるで渡り鳥のようです。一年の半分は米国でお金を稼ぎ、もう半分はメソットでのボランティアにあてるという生活をしていますから」

彼は冗談めかしながらこう言った。

「シンシアは、本当に素晴らしい人です。彼女の今の知名度をもってすれば、どんな国へでも行って仕事をし、快適な生活をすることができるでしょう。しかし、彼女はそうした道をいっさい断ち、ただひたすら同胞のために身を捧げることを選択しています。そんな彼女の姿勢に、尊敬の念を抱かないではいられません。この彼女の姿勢こそが、私がここに残って彼女の手助けをすることを決めた理由にほかなりません。私は、何度でもここに帰ってきます。ここでの仕事が、私が心の底からやりたいと思っていることだからです」

◆デヴィッド・ダウンハム（カナダ）

デヴィッド・ダウンハム（David Downham）はカナダからやってきた外科主治医である。齢《よわい》すでに七三歳だが、メータオ・クリニックには毎年訪れている。妻も一緒にメソットに来ており、「メラ（Mae La）・キャンプ」内の診療所でボランティアとして働いている。

デヴィッドはイギリス人である。若かりしころ、イギリスの小さな医院で、あるビルマ人修道女とともに働いていた。三六歳のとき、カナダに移り住んだが、イギリスのビルマ植民地支配の歴史からであろう、彼はビルマの事情に強い関心を抱いていた。

「英軍は、カレン人とビルマ人の間の政権の問題をおざなりにしたままビルマを去りました。それが、ビルマ国内にいまだに内戦が絶えない原因となっているのです。私は、一人のイギリス人として大変恥ずかしく、また、後ろめたく思います」

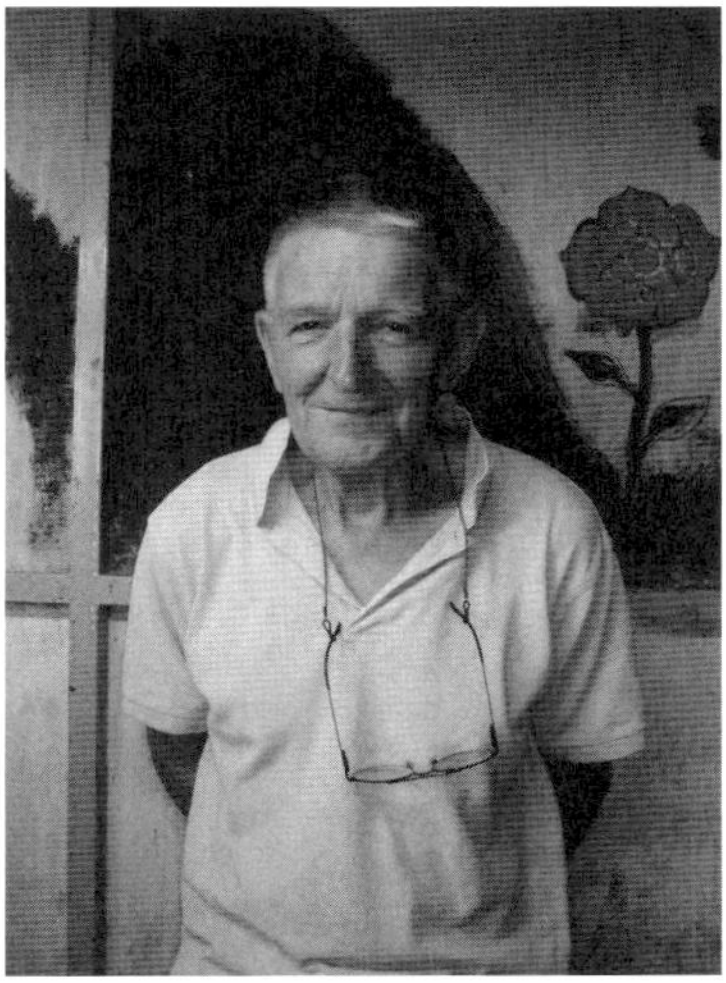

デヴィッド・ダウンハム

一九九九年、デヴィッドは退職した後、タイにいる友人を訪ねてアジア旅行に出かけた。友人は記者であり、タイ国営通信社でアジアのニュース報道を担当していた。当時、彼はちょうどカレン人とビルマ人の戦争について取材を行なっているところだった。彼は、デヴィッドがカレン人とビルマ人の敵対関係に強い関心を抱いていることを知ると、カレン人医師であるシンシアのもとにデヴィッドを連れて行った。

「シンシアは感情を表に出さず、まるで修行僧のようでした。どんなことが起きても冷静さや穏やかさを失うことはありません。彼女の肩に、はかり知れないほどの重圧がのしかかっているとは、とても思えませんでした」

これが、デヴィッドが抱いたシンシアの第一印象である。

シンシアがカレン人であるということで、デヴィッドは心の奥底でイギリス人としての後ろめたさを感じていたのかもしれない。彼は、シンシアのもとに残り、彼女の手助けをすることを決めた。

デヴィッドは、メータオ・クリニックで外科主治医を務めた。彼が治療する多くの負傷者は、ビルマ国内における内戦の犠牲者であった。なかでも、若者が地雷によって足を奪われ、人生のいちばん輝ける時期を義足で過ごさなければならないことが、デヴィッドが最も心を痛めていたことであった。

「ビルマの内戦は邪悪で、不道徳で、あるまじきことです。ビルマ政府がカレン人に対して行なっているのは、カレン民族を絶滅させる〝虐殺〟です」

デヴィッドは怒りをあらわにした。

「長きにわたる戦争により、たくさんの罪のない人たちが傷を負い、命を失っています。ジャングルに埋め込まれた地雷によっても、たくさんの悲劇が起きています。このような、本来、同じ国に暮らす仲間であるはずの民族間の殺し合いは、けっして許されるべきものではありません」

カレン人であるシンシアが、同胞を助けるために自らのすべてを捧げていることを知り、デヴィッドは深い尊敬の念を抱いた。

「カレン人はとても善良な民族であるため、ビルマ政府から迫害を受けても、恨むことなく受け入れているように見えます。だから、つらい状況にあるにもかかわらず、ここはこんなにも平和な雰囲気に包まれているのではないかと思います。ここの状況はけっして良いとは言えないのに、明るい未来は見えないのに、彼らは現状に満足し、皆で力を合わせて暮らしています。ここのリーダーであるシンシアからにじみ出る人柄が、まわりに影響を与えているのではないでしょうか」

通常、外科治療には精密な医療機器が不可欠であるが、ここではそんな設備がそろうはずもない。デヴィッドは過去の豊富な医療経験を活かし、さまざまな困難を乗り越えてきた。

「ここを訪れる来客とお茶でも飲みながら語らうことが、問題を解決する一番の方法なのです。とりわけ豊かな国からやってくる来客に対して、クリニックでの困難やニーズを伝え、彼らがそれを自分の国で伝えてくれれば、だんだんと支援も増えてくると信じています」

デヴィッドは冗談めかしながらそう言った。

デヴィッドは、ここで働くことの最大の困難は、言葉だと言う。

「私と患者は、直接、意思の疎通を図ることができません。彼らの話す言葉はカレン語かビルマ語です。そのうえ、英語を話せる職員も多くはないので、隔たりがないとは言えません」

言葉の問題以外に、欧米とアジアの考え方の違いも、大きな問題のひとつである。しかし、それこそがデヴィッドがここにやってきた理由のひとつでもある。東西の思想にはきわめて大きな違いがあるため、よくよく観察し、その違いを充分理解する必要がある。そのうえでお互いを認め合い、尊重しあうことができれば、素晴らしい世界をつくることができる。――そう彼は考えているのだ。

一九九九年以来、デヴィッドは毎年連続でメータオ・クリニックを訪れている。

彼はユーモアたっぷりにこう言った。

「カナダの冬は寒いので、私たちはここに越冬しに来ます。夏になったらカナダに戻って働いたり、資金集めをします。それと、ここの問題に関心を持ってもらうことを願って、クリニックの状況を友人たちに伝えています」

◆ジュリア・フォウラー（アメリカ）

ジュリア・フォウラー（Julia Fowler）は、米国のバージニア州からやってきた医学部の学生である。インターネットでメータオ・クリニックの存在を知り、難民への医療を学ぶために、恋人とともにメソットにやってきた。ジュリアは小児科を担当し、彼女の恋人は外科で外科手術の助手を担当した。

「ここは、とても特殊なところだと思います。こんなにも物資が不足しているのに、じつにたくさんのサービスを提供しているのです。ここの職員たちの仕事に対する姿勢は非常に熱心で、彼らがなぜここに来たのかといった話をそれぞれから聞くたびに、私は胸を打たれました。ここで体験することの一つひとつが、私の医療に対する考え方を変えていきました」

先進国で生まれ、育ち、生活し、学んできたジュリアには、ある種の固定観念のようなものが身についていた。

彼女の経験から考えると、病院を運営するには、検査機器を完備する必要があり、例えばX線やCTスキャンなどの医療機器は診察をするときにはなくてはならないものであった。これらがなければ、医師はどうやって診察すればよいかわからないものだと思っていた。

「米国では、こうした医療設備を手に入れることはたやすいことです。メータオ・クリニックに来て、いかに米国が恵まれているのかということに気づかされました」

充分とはいえない医療設備のもと、ジュリアは一日一〇名ほどの子どもを診察した。はじめのころは、これまで学んできたこととあまりに違う状況にとまどいの連続であったが、二週間が経つころには固定観念が払拭され、いきいきと働くジュリアの姿があった。

「医療サービスは、医療設備が充実していればよいというものではないと気づきました。ここでは医療設備を完備することは不可能です。職員たちはかぎられた条件下で、豊富な医療経験をもとに薬を処方し、注射をします。それでも、大きなミスが生じることはありません。職員たちは皆、最大限努力し、最善の医療サービスを行ないます。患者さんも、満足のいくサービスを受けることができています」

ジュリアは続けて言った。

「もちろん、資金がより豊富にあれば、設備をより充実させることができるし、よりよいサービスを提供することができるでしょう」

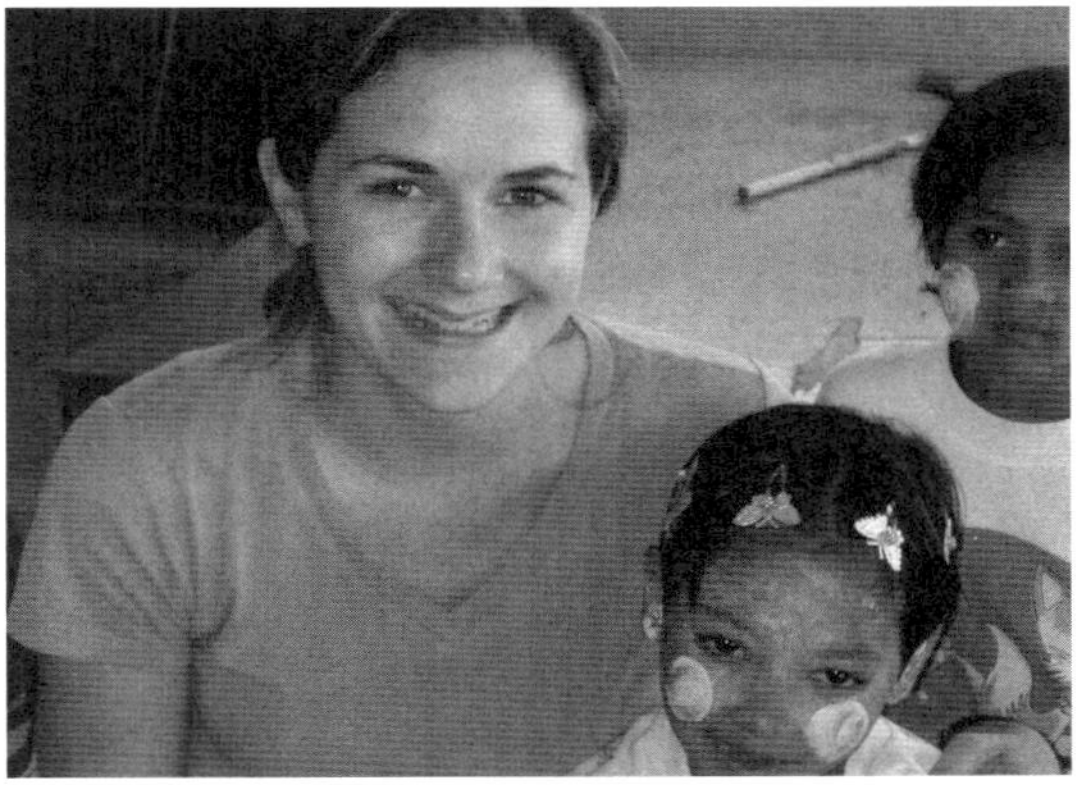

ジュリア・フォウラー

ジュリアの今回の滞在はわずか五週間である。しかし、彼女と恋人は、ふたたびこの地を訪れることをすでに心に決めている。

「私はここが大好きです。ここの人たちは皆、仲がよく、奉仕の精神に満ちあふれていて、とても熱心に仕事に取り組んでいます。そして、私もシンシアを深く尊敬しています。私が不可能だと決めつけ、実行できなかったことを、彼女はこんなにも自然に、こんなにもすばらしくこなしているのですから！　それが、たくさんの外国人がここでボランティアとして働いている理由でしょう」

話しているとき、子どもたちが集まってきて、ジュリアはそのかわいらしい子どもたちを抱きしめた。

「ここでの生活は私の人生をより豊かにしてくれます。この五週間は、これまでの人生の中でも最も忘れがたい日々になりました。ここで出会った素晴らしき友人たちから、この世に生を受けた意味を教えてもらいました。次に来るときには、友人たちも連れてきて、彼らにもこの貴重な体験をしてほしいと思っています」

ジュリアはほほえみながらそう言った。

◆サリー&アンドリュー・ギブス（イギリス）

メータオ・クリニックにやってくる患者は皆、無一文であり、三度の食事すらままならない。もし、メータオ・クリニックがなければ、彼らはいったいどうすればよいのだろうか？

サリー・ギブス（Sally Gibbs）とアンドリュー・ギブス（Andrew Gibbs）夫妻は、イギリスからやってきた。彼らはメータオ・クリニックがボランティアを募集していることをインターネットで知り、やってきたのだ。

サリーは小児科医であり、イギリスで一〇年の医療経験があった。そのため、彼女はメータオ・クリニックでも小児科を担当した。

サリーは言う。

「ここの子どもたちの疾病の多くは栄養不良によるものですが、なかにはマラリアや肺結核、エイズにかかっている子どももいます。ここに来るときには、多くの子どもたちは複数の疾病に同時感染しています。こうした子どもたちに対しては、きちんと精密検査を行ない、病因を突きとめる必要があります。しかし、資金不足のため医療設備を充分にそろえることができず、検査を行なうことができません。これが、メータオ・クリニックの抱える最大の問題であると思います。疾病の治療には検査が必要ですが、こうした状況であるため、検査は省かざるをえません」

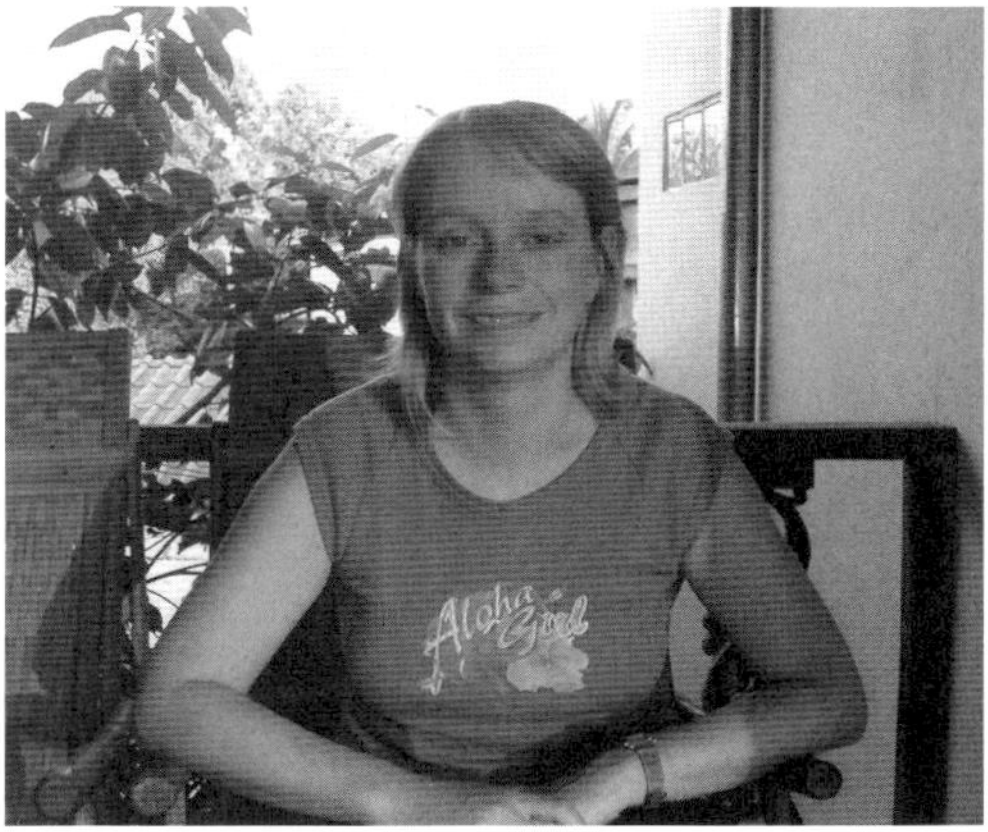

サリー・ギブス

通常の医学課程では、数年にわたる専門課程の後、実習を経て、やっとのことで一人前の医師になることができる。しかし、メータオ・クリニックの職員たちは、一、二年の訓練で実践の場に出る。医学部卒のサリーにとっては、こういった状況は驚きであった。

「医学の常識からすると、ここの職員たちの医学知識は不充分です。しかし、彼らは非常に熱心に学ぶうえ、まじめで責任感があります。それに、医療の現場において、なにより重要なのは豊富な実務経験です。だから、早くから実践の場に出る彼らは、一人前の医療従事者として活躍できるようになるのです」

メータオ・クリニックに来て一週間が経ってもシンシアと正式に顔を合わせる機会はなかったが、サリーはシンシアの、クリニックを運営する姿勢に深い感銘を受けていた。

「メータオ・クリニックにやってくる患者は皆、破れたシャツを着て、脚をむき出しにしており、一目見れば無一文であることがわかります。もし、シンシアのメータオ・クリニックが無料の診察を行なわなければ、病にかかったときに彼らはどうすればいいのでしょうか？　死神の迎えを待つよりほかありません」

サリーがメータオ・クリニックでボランティア医師として働いている間、夫のアンドリューはシンシアの運営する小学校の客員教師として子どもたちに英語を教えていた。

シンシアの運営する小学校では、専任の教師は子どもたちにビルマ語とタイ語、そして母語であるカレン語を教えていた。英語に関しては、外国からやってくるボランティアに一任していた。外国からのボランティアはずっといるわけではなく、自国に帰ったり、また戻ってきたりするので、子どもたちの英語の授業も不定期なものであった。

そのため、アンドリューが小学校にやってきて授業を行なったとき、子どもたちはたいそう喜び、期待に目を輝かせた。

白板の上に、黒いペンを使ってアンドリューは書いた。

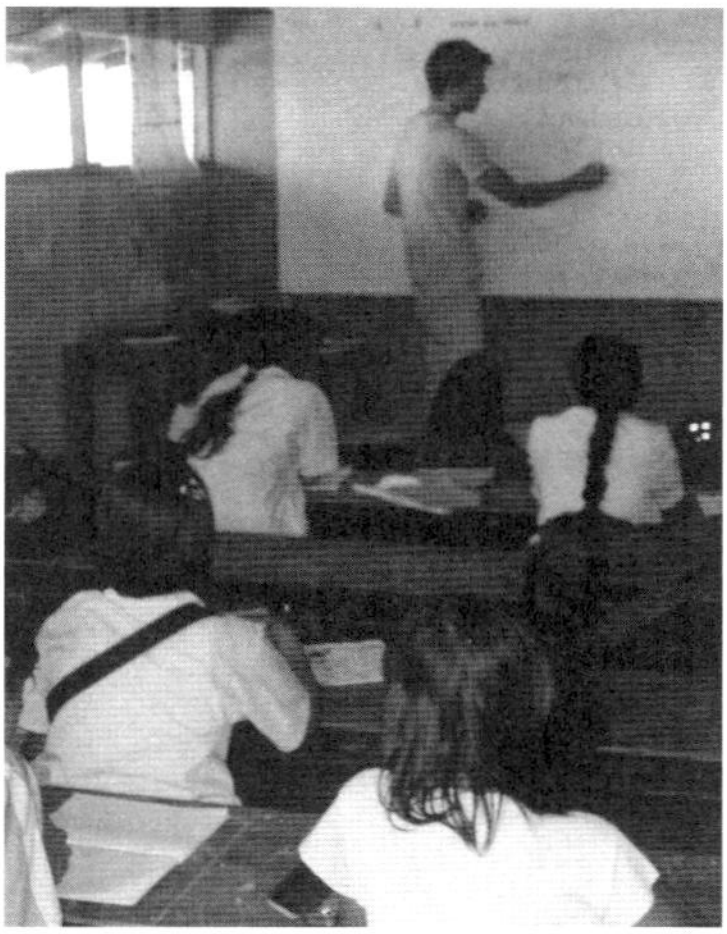

"My name is ANDREW."
子どもたちは目を丸くし、外国からやってきた背の高い男の先生のことばに耳を傾けた。
"I come from England."
「私が子どもたちの前に立つと、子どもたちは集中しており、彼らの目にはやる気と学ぶことに対する意欲が満ち満ちているのがひしひしと伝わってきます」

英語の学習は難しいが、小学校の子どもたちは皆、多かれ少なかれ英語を聞き取ることができ、簡単な英会話をすることができる。

授業を通して、アンドリューは子どもたちを心から愛おしいと思うようになった。

「物にあふれている暮らしよりも、このような質素な生活のほうが、子どもたちの心を純粋にするのだと実感しました。ここの子どもたちは、先進国のような豊かな暮らしをすることはできません。しかし、彼らは純粋で、かわいらしく、毎日を楽しく過ごし、今の生活に満足しています。光り輝く太陽のようなまぶしい笑顔を一人ひとりが持っています。私は教師という立場で彼らに英語を教えていますが、じつは、私が彼らから学ぶことのほうが多いのです」

サリーとアンドリューは休暇を利用して来ているため、メソットにとどまることができるのは一カ月の間だけだ。しかし、彼ら二人の間には同じ思いが生まれていた。

「次の休暇には、必ずここに戻ってくる」と！

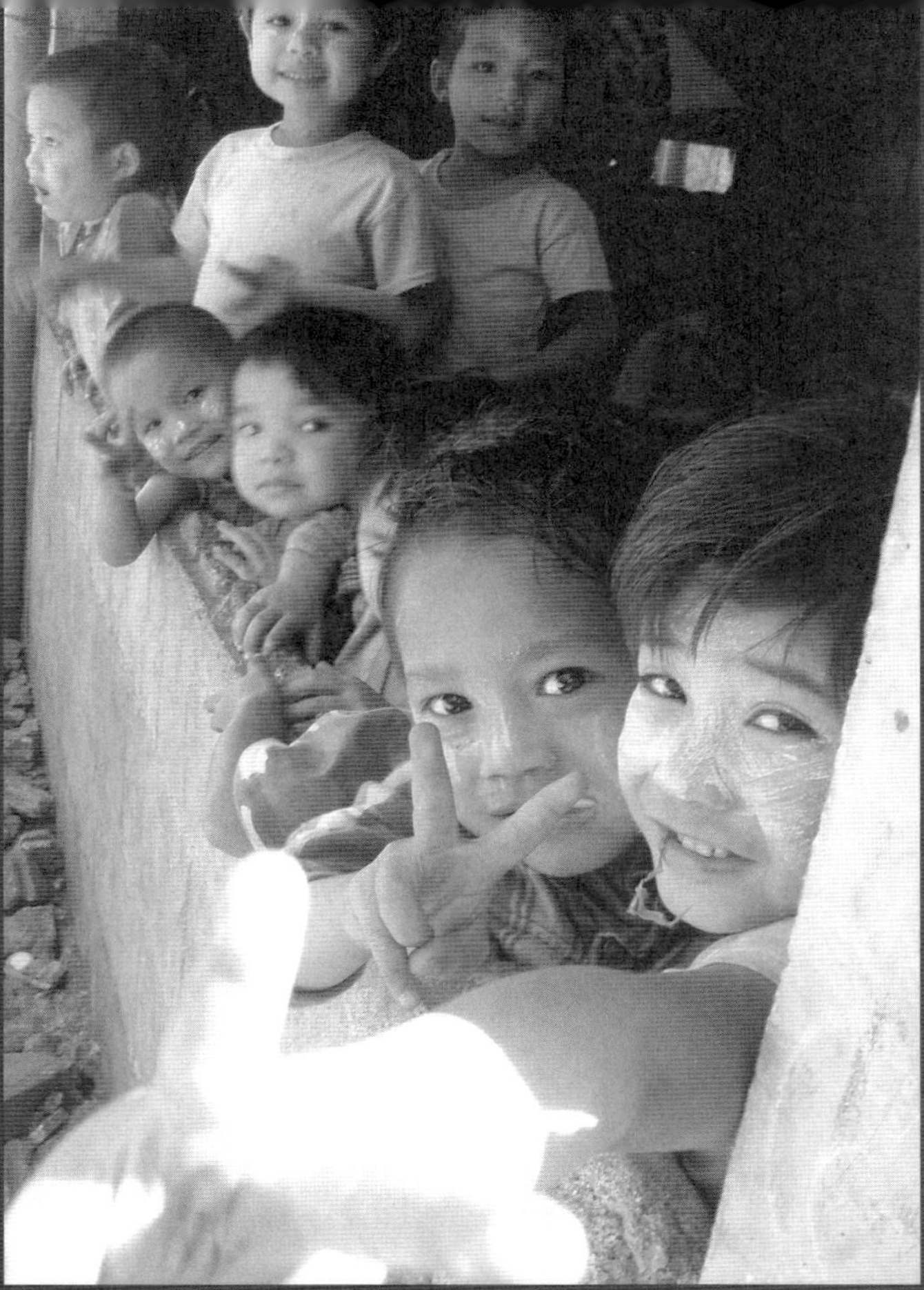

ビルマ移民学校の子どもたち

III

タイ・ビルマ国境を訪ねて

少し前まで、私はメソットという地名すら知らなかった。この小さな集落に、こんなにも多くのビルマから来たカレン人の難民が流れ着き、暮らしているなんて知らなかった。こうしたカレン人がなぜ、故郷を離れて、いくつもの山を越え、タイにやってきて、帰る家のない難民となるのかなんて知らなかった。

ビルマ難民の女性医師、シンシア・マウンの伝記を書くために、私はタイ中部の山間にあるメソットにやってきた。そして、ようやくカレン難民が置かれている状況を理解し、彼らのどうすることもできない苦しみを肌で感じることとなったのだ……。

◆国境の町

バンコクから飛行機に乗り、約二時間の空の旅の後、私たちはタイ・ビルマ国境の町、メソットに降り立った〔現在、バンコク―メソット間を結ぶ航空路線はない〕。

「ＴＯＰＳ（Taipei Overseas Peace Services）」〔世界各地でＷＨＯ（世界保健機関）やＵＮＨＣＲ（国連難民高等弁務官）などと連携しながら、難民への人道支援活動を実施している台湾の人権団体〕のタイ駐在員リーダーである頼樹盛《らいじゅせい》（通称、サム）によれば、「ここ数日、国境付近でまたゲリラ部隊が戦闘を始めたところです」とのこと。

「戦火は、ここまでおよぶの？」

私はたずねた。

「ここは、タイ国内です。ゲリラは国境を越えられない。でも、またビルマ難民が流れてくるでしょうね」

サムは言った。

「この長い戦争に、終わりはあるのでしょうか？」

「着地点を見いだすことは難しいでしょうね。戦争が生んだ問題は、解決されるどころか膨らんでいくでしょうから」

私の同行者である妙賛《みょうさん》法師〔マレーシア般若学会創始者〕の問いに、サムはそう答えた。

空港から町へ向かう途中、目に入ってくるもの——。どこまでも続く青い空、燦燦《さんさん》と降り注ぐ陽の光、青々とした田畑、温かな風、ゆったりと行き交う人や車、にぎやかな商店街……。火薬の臭いなど、どこからもしない。

サムは車を出し、メソットのメイン・ストリートをいくつか紹介してくれた。

「メソットはとても小さな町だから、おもな通りは二つしかありません。ひとつは『仁愛路《レンアイルー》』、もうひとつは『信義路《シンイールー》』です」
もちろん、仁愛路や信義路といった名前がついているわけではない。彼がそう呼んでいるだけらしい〔仁愛路と信義路は台北にある大通りの名前〕。この二つの道は一方通行である。メソットの主要な行政機関は、すべてこの二つの道沿いにある。町のにぎやかな様子や商店が建ち並ぶ様子、また、「セブン‐イレブン」の存在が、安心感を与えてくれる。通り沿いに、金色に輝く一角がある。すべて宝飾店である。サムによれば、毎朝一〇時ごろになると、ここは宝飾職人でごった返すのだそうだ。

商店街に、風格ある民族衣装の店があった。その名も「ボーダーライン・ショップ（Borderline shop）」。店主は、林良恕《りんりようじよ》（通称、シルビア）という台湾人女性である。彼女は、「ＴＯＰＳ」のタイ、カンボジア地区の元リーダーであり、タイでの一〇年間の任務を終えた後、メソットのカレン人と結婚した。彼女は伝統工芸を通じてカレン人女性の自立を支援するため、この店を経営しているのだ。

「シルビアは稀有な人です。ぜひ、彼女に会うといいでしょう」

サムはそう言った。

サムは、私たちのメソットにおける拠点となる場所に案内してくれた。「Green Guest House」は、花が咲き乱れる庭のある、伝統的な建物のゲストハウスだった。宿泊費もさほど高くはなく、一泊二五〇バーツ〔約七五〇円〕で、五連泊すると一割引になる。

その後、サムは私たちをメータオ・クリニックへと案内してくれた。いよいよ、今回の旅の最大の目的、ドクター・シンシアとの面会だ。

シンシアは物静かで、素朴な女性であった。「母」――それが私がシンシアに抱いた印象であった。私たちはメールを通して、本書の執筆について彼女に伝えていた。彼女も私たちの意向に同意してくれた。ただ、彼女は多忙をきわめ、予定が毎日ぎっしりと詰まっていたのだ。

私たちが訪問したとき、シンシアは会議の準備に奔走しているところだった。私たちは翌朝一〇時、クリニックにて落ち合うことにした。彼女は職員に、クリニックと学校を案内し、クリニックの概況を説明するよう頼んでくれるとのことだった。彼女本人との対談は、後日にお預けになってしまった。シンシアはその翌日は丸一日、会議のために外出するとのことだったからだ。

「来たばかりで疲れているでしょう。よく休んだほうがいいですよ。まだ二〇日も滞在するんですから」

サムはそう言った。

ここに来る前、私をこの旅に送り出した周大観文教基金会は、サムに私たちの案内役となることを依頼した。しかし、英語が達者な妙賛法師が私についてきてくれると申し出てくれたので、サムの手を煩わせずにすむこととなった。サムはほっとしたように大きくため息をついた。彼自身、自分の仕事で忙しく、猫の手も借りたいくらいなのだから、無理もない（じつは、このとき私もほっとしていた。彼が案内役を引き受ければ、仕事を放っぽり出して私たちについてまわらなければならない。そんなことになったら、私は申しわけなくて、いつも彼に恐縮していなければならないからだ)。

私たちをゲストハウスまで送った後、サムは「僕は明日は会議があるから、もう一人の台湾人ボランティア、趙中麒《ちょうちゅうき》(通称、チョウ)にあなた方をメータオ・クリニックまで送ってもらうことにしました。何か困ったことがあれば、なんでも彼に言ってください。彼はメソットにもう一年以上住んでいて、このあたりのことにはくわしいんです」

夜、私と妙賛法師は夕食をとりに街へ出た。屋台や食堂の料理はすべて肉を使用しているものだった。店の人たちに「ベジタリアン」と言っても、いっこうに理解してもらえない。彼らがしゃべるタイ語は、ちんぷんかんぷん。私たちは思いきって、身ぶり手ぶりをしたり、私たちが食べられるものを指さしたりして、やっとのことで野菜だけの素朴な麺にありつくことができた。

「Green House」への帰り道、ふっと涼しい風が吹いた。昼間の猛暑が嘘のように、とてもさわやかな夜だった。空を見上げると、新月が弧を描き、星が流れていくのが見えた。

「こんなに気持ちのいい散歩は、いつ以来でしょう」

妙賛法師は言った。

「本当に! 仕事をしに来ているというよりは、休暇で来ているって言ったほうがいいかもしれませんね」

〝仕事〟？　〝休暇〟？

「休暇で来ているような気持ちで仕事をしに来ている」、おそらくそれが正しい表現だろう。

◆難民たちのもうひとつの「家」

早朝、まだあたりが暗いころ、チョウの車が「Green House」の前にやってきた。私と妙賛法師は車に乗り込み、シンシアに会いにメータオ・クリニックへと向かった。

シンシアが難民のための診療所を運営していると聞いたときは、設備の整った医療センターを想像していた。しかし、実際はひとつの貧しい村のようで、空き地に建てられたいくつかの小屋を「診察室」「検査室」「分娩室」「病室」として使っている。そんな感じのものだった。

この簡素なクリニックは、まるで市場のようだ。受付には長蛇の列ができ、診察室の外の花壇にはびっしりと人が座り込んでいる。そこかしこに産着《うぶぎ》にくるまった赤ん坊に乳を与えている母親の姿がある。脚をむき出しにした子どもたちがそこらじゅうを走りまわる。杖《つえ》をついた老人たちが、あちこちで円をなしておしゃべりをしている。コンクリートの上で、うとうととまどろんでいる人もいる。

ここで目にするすべてが、とても自由で、気ままで、人々はとても安心しているように見えた。ここは故郷を追われたカレン難民たちのもうひとつの「家」となっているようだ。

シンシアが会議に出ているので、クリニックの職員であるマウンマウンティン（Maung Maung Tin）が私たちを迎えてくれた。

マウンマウンティンは各部門を案内してくれた。産婦人科の前に来たとき、赤ん坊の泣き声が聞こえた。看護師の女性が生まれたばかりの赤ん坊を抱き上げているのが見えた。赤ん坊は真っ赤な顔をしていたが、美しい顔立ちをしていた。なんてかわいらしいのだろう！

「この子の母親は、この子を産んだあとすぐにクリニックから姿を消し、ビルマに帰ってしまいました」

看護師の女性は言った。

「えっ！　じゃあ、この子はどうするんですか？」

思わず私はたずねた。

「私たちが面倒をみます」

看護師は言った。

「毎年、こんなふうに子どもを置き去りにする母親があとを絶たないんですよ」

なぜ……？　なぜ、自らの腹を痛めて産んだ子どもを、置き去りにすることができるのだろう。

「もしかすると、両親たちは、子どもを育てるだけの経済力がないために、自分たちと苦しい生活を送るよりも、クリニックで面倒をみてもらったほうが子どもにとって幸せだと考えているのかもしれませんね。彼らは、シンシアを信頼しているのでしょう。シンシアなら、この子をなんとかしてくれる、と……」

妙賛法師はそう言った。

そうなのだろうか。母親たちは、はたしてそんなふうに割り切れるのだろうか。もし本当にそうだとしても、子どもを置いていくときは、胸が張り裂けそうなくらいつらい思いをしたに違いない。

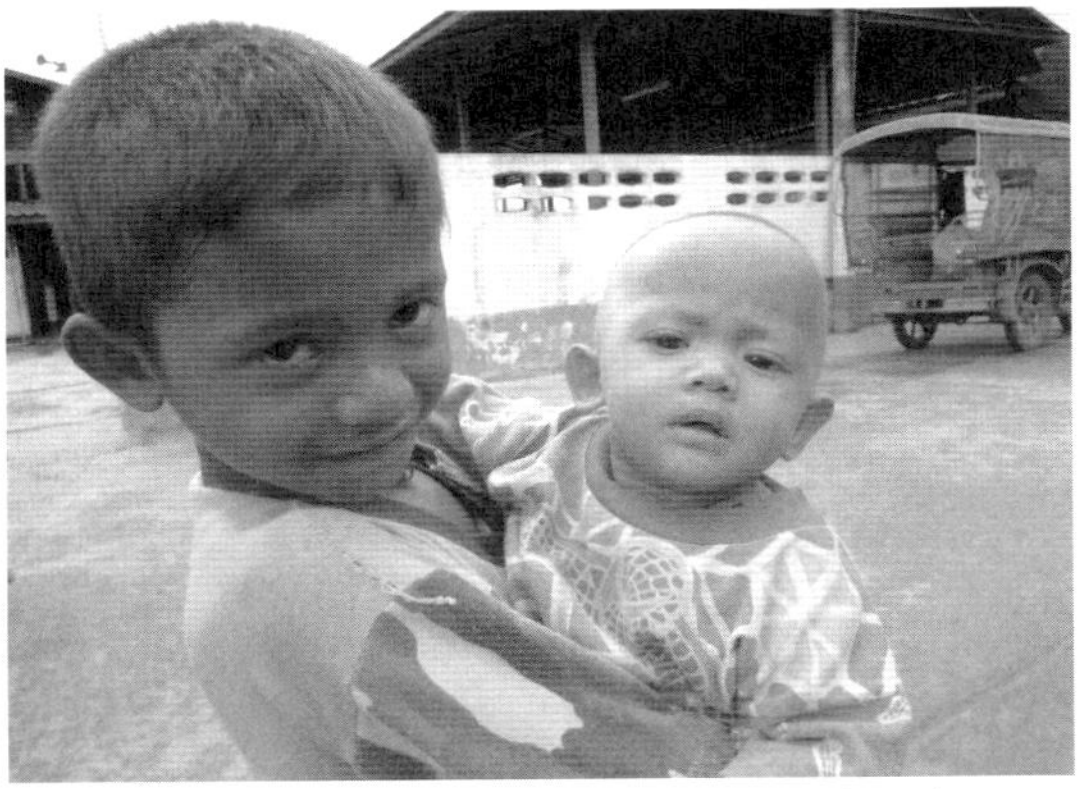
子どもが子どもの面倒をみる（メソット市内にて）

この生まれてまもない赤ん坊のことが、私の心から離れず、こみあげる悲しみを抑えきれなかった。私とて母親である。私は自分の子を目に入れても痛くないほどかわいがり、子どもは私の懐《ふところ》にしがみつき、甘えて駄々をこねる。この赤ん坊は、そのような母子の愛とは無縁なのだ。この子は、母親の愛というものを知らないまま、大人になっていくのだ。
こうした思いが私の心の中に渦巻き、考えるだけで涙がこみあげ、あふれだす。
私は、赤ん坊を強く抱きしめた。この子に、もっともっと愛を与えたい！　そう願いながら……。
私は、彼の耳元で囁《ささや》いた。

「坊や、大きくなるんだよ。この大きな〝おうち〟で、たくさんの愛情を受けて……」

一日の見学が終わった。

クリニックを出るとき、マウンマウンティンが水彩画のカレンダーをくれた。カレン難民をテーマとしたもので、一つひとつの絵には、短い詩が添えられていた。絵も詩も美しく、人の心を打つものであった。そして、カレンダーの裏の「作者紹介」を見て驚いた。そこに「マウンマウンティン」の名があったからだ。

民族衣装であるロンジー〔巻きスカート〕を身につけ、痩せていて、色黒なカレン人のこの青年は、なんと画家であり、詩人だったのだ。彼の彫りの深い瞳の奥には、世の苦しみや悲しみが、隠されているのだ。

「マウンマウンティン、また会える?」

この難民画家には、たくさんの物語がある――、私は確信していた。

彼はそっけなく、「まあ、カレンダーを見てください」と言った。

はぐらかされてしまった。

だが、焦ることもない。どのみちメソットでの時間は、まだ一〇日以上あるのだから。また彼に会う機会もあるだろう。

◆「やさしさ」の効き目

ようやく、シンシアとの約束のときが来た。

朝一〇時、私たちはメータオ・クリニックで彼女を待っていたが、いっこうに現れない。クリニックの職員にたずねると、シンシアは会議中とのことだ。図書室を覗いてみると、シンシアと数名の職員が会議を開いていた。

私たちは待っている間、クリニックの事務員であるフンフィー（Hung Phy）と話した。ここに来る前、フンフィーは学生運動に参加する反体制活動家であった。一九九九年にジャングルに逃れ、デング熱にかかり、メータオ・クリニックにやってきた。その後、クリニックに残り、事務を担当するようになったのだという。彼の妻であるノオ・リー（Naw Ree）は、メータオ・クリニックで助産師として働いていた。彼らはクリニックで知り合い、結婚し、現在三人の子どもがいるそうだ。

フンフィーと小一時間談笑しているうち、シンシアが図書室から出てくるのが見えた。私たちは話を切り上げ、彼女のもとへ向かおうとした。ところが、事務室にはまだもう一人の待ち人がいて、シンシアは私たちに一言詫びを述べてから、さらにもうひとつの会議のために事務室に入っていった……。

シンシアと話すことは、もちろんシンシアを知る方法として有効だが、シンシアの様子を「観察」するのも、シンシアを知るひとつの方法だ。

シンシアは、じつに忙しい人だ。彼女はクリニックの総責任者であり、各部門の責任者が計画を策定したあと、シンシアと会議を開き、最終的に運用するかどうかの結論を出す。クリニック内にかぎらず、NGOのリーダーらとの会議にも出席しなければならない。政府の幹部が視察に来れば、彼らを接待し、クリニックを案内したり、活動報告などをしなければならない。

シンシアと知り合って一五年のインゲが言うには、「シンシアは、本当は会議や事務に忙しくしているのは好きではないのです。彼女が好きなのは、患者の近くにいて、診察をしたり、面倒をみたりすることなのです。しかし、クリニックの規模が大きくなるにつれ、もうひとつの〝役〟を演じなければならなくなってきたのです」

シンシアは会議を終え、申しわけなさそうな表情で私たちのもとに駆けてきた。

「ごめんなさい！　今度は町会の会合に出なくてはならなくなったのです。本当にごめんなさい！　あなた方の時間を、無駄にしてしまって……」

彼女の態度は誠実そのものだった。

「もしよろしければ、夕方五時にまた待ち合わせしませんか？　私の仕事が終わった後、あらためてお話ししましょう」

私たちは、もちろんこの提案に同意した。

「Green House」にいったん戻って、私と妙賛法師はお茶を飲みながらシンシアについて語り合った。

「シンシアは物静かで、感情を表に出さず、けっして目立とうとすることのない女性でしたね。彼女が今、置かれている状況は、『時の状況が英雄を生んだ』といったところなのでしょう。彼女はけっしてリーダーになりたいと思っていたのではなく、いくつもの縁や事情が重なって、今の地位に押し上げられてしまったのでしょう。それを、彼女が受け入れているところも、またすごい。強い慈悲の心と責任感ゆえに、彼女に引き受けないという選択肢はなかったのでしょうね」

妙賛法師は言った。

「〝生まれながらのリーダー〟という風格を備えている人もいますよね。堂々としていて、口が達者で、勢いがあって、てきぱきと物事をこなすような……。でも、シンシア

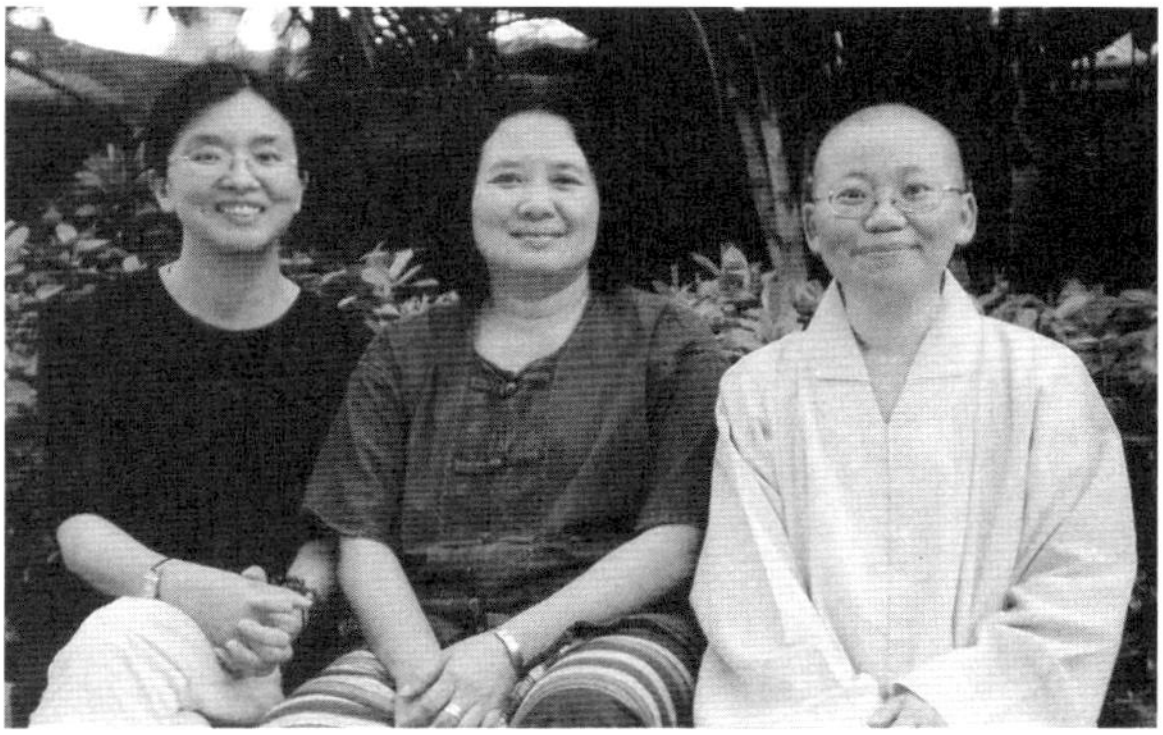
左から，著者（宋芳綺），シンシア医師，妙賛法師

という〝リーダー〟は、それとはちょっとちがう。謙虚で、実直で、やさしくて、人を安心させるオーラがある。〝リーダー〟というよりは、〝母〟と呼んだほうが彼女にはふさわしい気がします」

私はそう応じた。

夕方、約束の時間が来ると、私たちはふたたびメータオ・クリニックへと向かった。事務室を覗くと、すでにシンシアが腰を下ろして私たちを待っていた。彼女はぐったりと疲れている様子だった。

「お疲れのご様子ですね。かまわず休んでいてください」

妙賛法師がシンシアに声をかけると、彼女はあくびをひとつした後、こう答えた。

「大丈夫です！　ごめんなさいね、午前中はあなた方の貴重な時間を無駄にしてしまって……」

シンシアは職員にコーヒーを入れるよう頼んだ後、私たちとの会談に応じてくれた。シンシアは本当に疲れているようで、下がってくるまぶたをこすり、たまに思わずあくびをしながらも、私たちの質問にていねいに答えてくれた。私は忍びなくなって、何度も「休んでください」と申し出たが、彼女は「ごめんなさい、大丈夫です！」と言ってほほえんだ。

インタビューが一段落したころには、すでに時計の針は六時五〇分をまわっていた。

事務室を出ると、あたりはもう真っ暗だった。

「明日、よかったらまた来てください。明日はもうちょっとゆっくりできますから」

「シンシア先生、今日は早く帰ってお休みください！　本当にお疲れのようですから……」

妙賛法師がそう言うと、シンシアはほほえみながらうなずいた。こんなにも疲れている様子でありながら、彼女はとても落ち着いていて、いらいらしている様子をいっさい見せることはなかった。

暗闇の中、男の子を抱えた女性がやってきた。わんわんと泣く男の子を、シンシアは抱き上げ、涙をふき、やさしい声でなだめた。

「この子は私の子どもです。今、一〇カ月です」

疲れてくたくただったシンシアは、子どもを抱いた瞬間、慈悲深い母の顔になった。

私たちはシンシアを見送った。月の光の下、子を抱えてゆっくりと歩く後ろ姿は、ふつうの母親そのものだった。

しかし、この「ふつうの母」は、「メータオ・クリニックの母」でもあるのだ。

◆シンシアの一日

台湾を発つ前、周大観文教基金会の創始者である周進華《しゅうしんか》氏は、私に八ミリビデオカメラを託した。メソットでの日々を、映像に残してほしいとのことだった。

メソットに降り立ち、私と妙賛法師は何度かメータオ・クリニックを訪れるうち、職員たちと親しくなり、メータオ・クリニックの様子を自由に撮影することを許してもらえるまでになった。しかし、シンシアの映像は、とても単調なものになってしまった。どの映像を見ても、会議をしているか、来客の接待をしているかなのだ。そこで私は、「シンシアの一日」と題し、シンシアの「素顔」に迫ることを決めた。

このことをシンシアに持ちかけてみたところ、困ったような顔をされてしまった。夫であるチョオヘーがプライベートをさらすことに賛成するかわからない、と言うのである。彼女はこのメータオ・クリニック全体を率いるリーダーだが、家庭のことに関しては夫の意向をかなり重視しているようだった。

カレン民族は母系社会で、家庭のことに関しては女性に決定権がある。しかし、シンシアの夫は華人の子孫であるため、男尊女卑の思想が少なからずある。そのため、シンシアはできるかぎり夫の意見に従うようにしているのだという。シンシアがチョオヘーにこの件についての意見を聞くために電話をかけると、彼は同意してくれたようだ。こうして、私たちはようやく「シンシアの一日」の撮影に取りかかる運びとなった。

撮影初日、早朝、私たちはシンシアの家へ向かった。

シンシアとチョオヘーの家には四人の子どもがいる。上の二人の女の子は彼らの実の子どもであり、下二人の男の子と女の子は養子である。そう、先日見た生後一〇カ月の男の子は、彼らの養子だったのだ。

二人の女の子に恵まれながら、どうして養子をとったのか？　シンシアは冗談めかしながらこう言った。

「二人目を産んだとき、私はすでに三四歳だったので、もうこれ以上は無理でした。でも、子どもたちが弟や妹が欲しいとねだるので、男の子と女の子一人ずつ、養子をとったのです」

カレン人は、親族同士で「大家族」として住む文化があり、三〇世帯以上が一緒に暮らす「大家族」もある。大家族の子どもたちは、お互いに影響しあいながら成長していく。

「私は、子どもたちのために、大家族のような環境を作りたかったのです。そうした環境では、子どもたちは自然に家庭や社会での役割というものを身につけていき、人に与えること、人を愛することを学べるからです」

シンシアの家には、一家六人のほか、就学まもない年齢の女の子が二人住んでいる。家が学校のない地域にあるため、シンシアの家に暮らして学校に通っているのだ。さらに、ビルマからやってきた老夫婦もシンシアの家に住んでいる。妻ががんを患ったため、夫も一緒にメータオ・クリニックにやってきたものの、住まいがなく、シンシアが自分の家で暮らしてはどうかと申し出たのだ。

平屋建てのその家には三つの部屋があり、ひとつは木の板が敷かれた客間である。客間には蚊《か》帳《や》が掛けてあり、シンシアの夫チョオヘーがまだ寝ている。ひとつの部屋は老夫婦、もうひとつの部屋は女の子たちの寝室になっているため、夫婦は客間で眠らなければならない。

シンシアの四人の子どものうち、二人は小学校、一人は幼稚園に通っている。朝、シンシアは長女の髪を結えながら、静かな声でおしゃべりをしている。二人は幸せそうな笑みを浮かべており、じつに仲睦まじい様子だ。そのとき、次女が二人のもとに駆け寄ってきて、有無を言わさず母の懐に収まり、駄々をこね始める。シンシアは長女の髪を結えながら、次女に少しばかり小言を言う。

ようやく長女の髪を結え終わると、シンシアは家の前から白く美しい花を取り、長女の髪に差す。

一番下の子が目を覚ますと、シンシアは彼を抱き上げる。すると、下から二番目の子も、服をきちんと着替えて出てくる。四人の子どもは皆、シンシアに抱きついたり、しがみついたり。シンシアの顔は、母の慈愛に満ちあふれている。

子どもたちを学校や幼稚園に送り届けた後、チョオヘーがようやく目を覚ます。彼が蚊帳から出てきて顔を洗いに行くと、シンシアは蚊帳、枕、タオルケットを拾い上げ、子どもたちの部屋にしまう。こうして、客間は「客間」らしい姿に戻る。

家でのシンシアは、まさに「良妻賢母」そのものである。

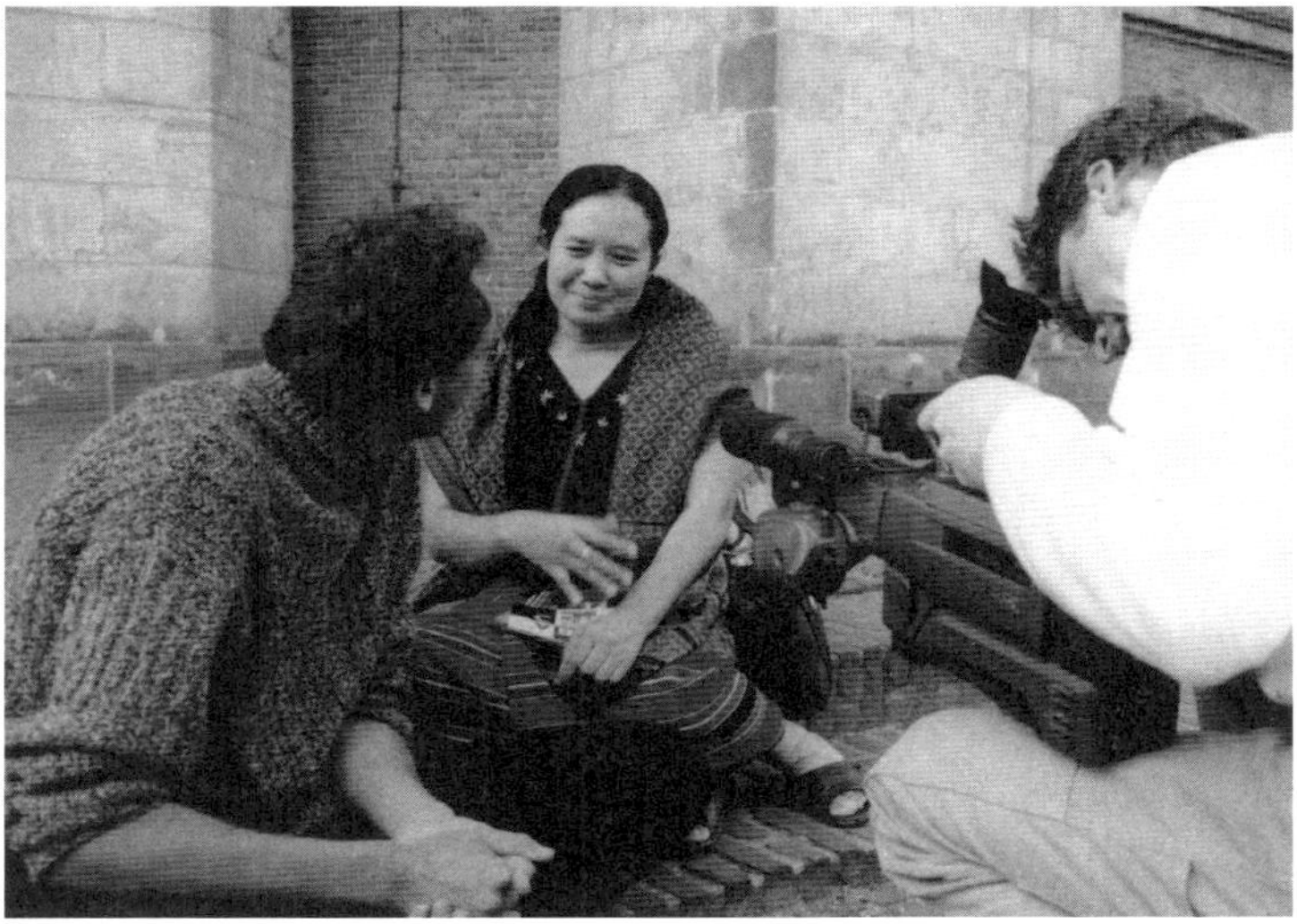

身支度を終えたチョオヘーは、私たちとの対談に応じてくれた。

　私たちが彼の妻の仕事についてたずねると、チョオヘーは苦笑いしながらこう言った。

「自分の妻が『ドクター・シンシア』でなければ……、そう思うこともあります。彼女の任務がこんなにたくさんなければ、プライベートな時間も少しは持てるのにってね。家に帰ったら妻がごはんを作って待っているということを望まない夫は世の中にいないって、彼女もわかっているんです。でも、現実はそうはいかない。忙しすぎて、自分自身、夜ごはんを食べる暇がないっていうときもあるくらいだからね」

「ドクター・シンシア」の夫であるということは、思いどおりにいかないことの連続である。チョオヘーは、不満を隠しきれない様子だ。

「今のような状況では、自分のことばかり考え

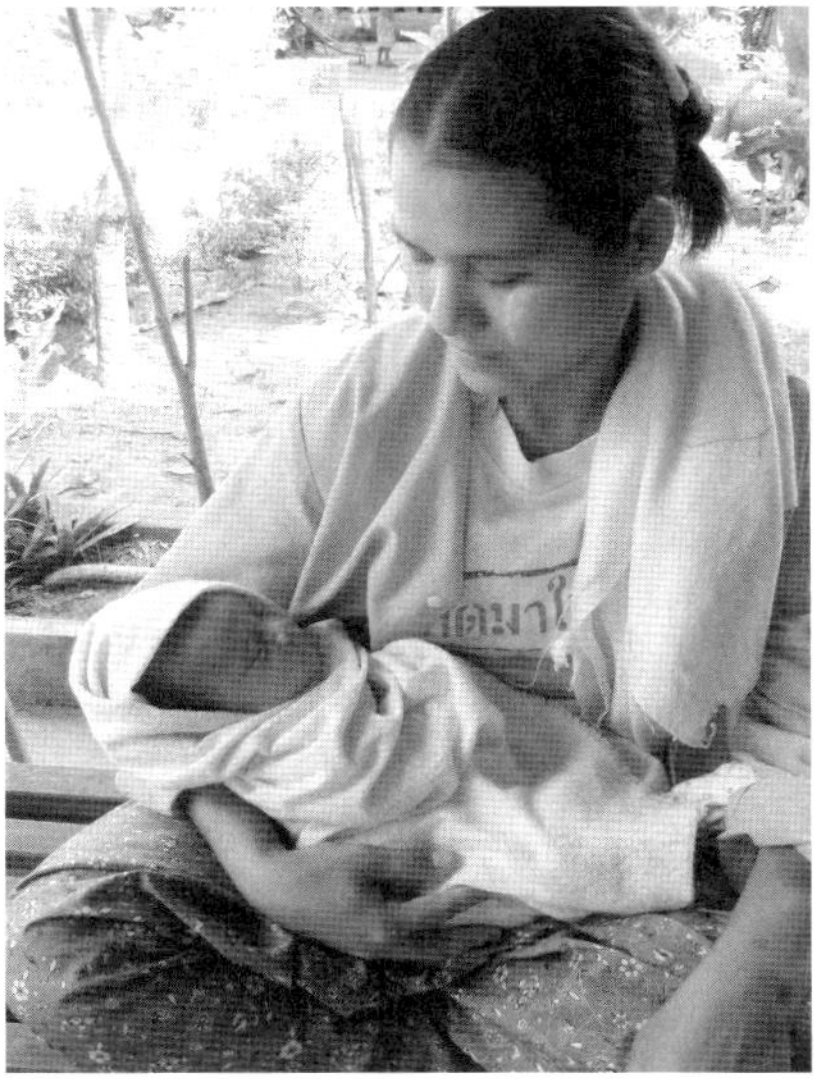

クリニックで産まれた赤ちゃんとその母親

ている場合じゃない。でも、ひとつだけ願いがかなうとすれば、一週間の休暇が欲しいかな。接待からも、仕事からも解放されて、二人だけでゆっくりしたい。まあ、一〇年たっても、その願いはかなわないだろうけどね」

夫の愚痴を、シンシアはただただ苦笑いしながら静かに聞いている。

子どもの教育について、チョオヘーは、「僕たちは、自分たちの子どもを公立学校に入れることは可能だけれど、それはできない。シンシアは自ら学校を運営しているんだから、そこに入れない理由はないからね」と言う。

しかし、シンシアの小学校はいまだタイ政府の認可を得ておらず、学歴証明は発行されない。子どもたちの将来が心配ではないのだろうか？

「これは僕らだけの問題でなく、ビルマ難民みんなが直面している問題なんだ。だから、すべての子どもたちがきちんと権利を得られるよう考えなければならない。けっして、自分たちのことだけを考えてはいけないんだ」

現在、チョオヘーは検査室の責任者、小学校の校長、そして幼稚園の園長であり、教育方面でシンシアの負担を大いに軽減している。いろいろと思うこともあるが、チョオヘーは基本的にシンシアの考え方ややり方を支持している。彼は、「自分たちだけではなく、ビルマ難民全体のことを考えるべき」というシンシアの考え方を理解し、共感しているのだ。チョオヘーは心のうちを述べた。

「彼女は素晴らしい人だよ。尊敬している」

チョオヘーは職員のトレーニングの授業のために、先にクリニックへ向かう。

この日の朝、シンシアに会議の予定はなかったが、職員の一人が家まで訪ねてきた。この少女は何か個人的なことでシンシアに相談に来たらしく、カレン語でシンシアに耳打ちするように話している。シンシアはじっと彼女の話を聞き、途中にひとことふたこと何かアドバイスをしているようだ。

少女を見送ると、一人の青年が門のところで待っていた。シンシアに助けを求めてやってきたらしく、すでに目を赤くしている。シンシアは彼の気持ちをくんで、別の部屋に入って話をする。青年が去った後、別の女性がやってきた。

この日の午前中、シンシアはまだ自宅にいるにもかかわらず、すでに三人の相談にのっている。彼らがどんな悩みや相談を持ってシンシアのもとを訪れたのかはわからない。ただ、シンシアに信頼を寄せていることはよくわかった。

多忙なシンシアは、家にいても休まる暇はないのだ。

しばらくすると、シンシアの携帯電話が鳴った。クリニックの職員からの、来客が現れたという知らせだった。シンシアは荷物を持って、クリニックへと向かう。

「毎日、朝から晩まで大忙しですね」

妙賛法師が言うと、シンシアは笑いながら、

「これが、私の一日です」

と応じた。

クリニックに着くと、また接待、仕事、会議と、忙しい「ドクター・シンシアの一日」が始まる。

◆エイズの坊や

ある日、私たちはメータオ・クリニックのドイツ人女性ボランティアであるインゲを訪ねた。インゲの腕の中には、とても痩せていて、肌色が濃く、かわいらしい男の子がいた。

「バーソウッヂー（Ba Sot Gee）という子です。ＨＩＶに感染していて、今年で一歳半になります。母親がエイズ患者で、検査で陽性だとわかると、夫は彼女のもとを去りました。母親はバーソウッヂーを産むとすぐにこの世を去りました。だから、彼にはお父さんもお母さんもいません。で

も、このクリニックの職員みんなが彼のお父さんとお母さんです。彼はたしかに不幸かもしれませんが、最も幸せな子どもだとも言えるでしょう」

メータオ・クリニックの「みんなの子ども」であるバーソウッヂーは黒く丸い顔で、くりくりとした大きな瞳をしている。人懐っこく、まったく人見知りをしない。このかわいらしく、活発な子どもを見たら、誰でも彼が好きになるだろう。

「はじめ、エイズに対しては皆、少なからず抵抗がありました。だけど、バーソウッヂーがあまりにもかわいらしいので、彼を見た人は誰でも彼を抱きしめたくなります。彼は、私たちのエイズに対する恐れのようなものを取り払ってくれました。そして、彼の存在が、私たち自身の心の弱い部分を見つめるきっかけをつくってくれたのです」

彼は本当に「クリニックのアイドル」であるらしく、職員たちは皆、彼の横を通るときに彼の頭をなで、あやしていく。彼も職員たちによくなつく。私たちも、荷物を降ろし、中からクッキーや飴玉を彼に差し出さずにはいられなかった。

後日、私たちはまたメータオ・クリニックを訪れた。バーソウッヂーの記憶力は見事なもので、私たちを見るとすぐに駆け寄ってきて、キャッキャッキャッと声をあげてくれた。彼は妙賛法師の手をつかみ、荷物から飴玉を探し始めた。

「バーソウッヂー、いけませんよ！」

妙賛法師は言った。

「うーん、皆、バーソウッヂーを甘やかしすぎているのかもしれませんね」

私がそう言うと、

「彼に、教えてあげなくてはいけませんね」

と妙賛法師は応じた。

バーソウッヂーは妙賛法師の言うことを素直に聞き、すぐに手を離し、無邪気に笑った。

バーソウッヂーは妙賛法師の手を引き、私たちをクリニックのあちらこちらへと連れまわした。雑貨屋の前まで来ると、彼の視線はおもちゃの車にくぎづけになった。しかし、このときは彼は何も言わず、ただ、きらきらとした瞳でそれを見つめるのみだった。

妙賛法師は私にたずねた。

「お金、ありますか？　財布を忘れてきてしまいました」

「こういうのって、いいんですかね？」

私は躊躇した。

このおもちゃの車はたったの一五バーツ〔約四五円〕であり、けっして買うことのできない額ではなかった。しかし、私は、彼が皆に甘やかされすぎて、人にものをねだる癖がついてしまうのではないかと心配していたのだ。

「今回は、私が買ってあげたいと思ったのです。彼は、何も言っていませんよ」

妙賛法師はそう言った。

結局、私は彼におもちゃの車を買うことにした。車を目の前にして、彼の表情は興奮を抑えきれないといった様子であった。彼に遊び方を教え、一緒に遊んでいるとき、私の心はやりきれない思いでいっぱいだった。

「この罪なき幼い命が、残りわずか一〇年だなんて……。今、この子はもう一歳半——。命のともしびは、だんだん弱くなっていき、ついには……。なんて悲しいことだろう」

バーソウッヂーはおもちゃをとても喜び、大きな瞳を輝かせている。楽しさのあまりあげる声には、興奮と喜びがにじみ出ている。バーソウッヂーの無邪気でかわいらしい姿を見るにつけ、私の心はよりやりきれない思いでいっぱいになるのだった。

「こんな小さなおもちゃが、こんなにも大きな喜びを彼に与えることができるなんて……」

あぁ、誰がバーソウッヂーが不幸だなどと決めたの？　彼にはお父さんもお母さんもいないけれど、皆に愛されている。彼の命は短いけれど、毎日を楽しく、満足して暮らしている。物質的に恵まれていても、満たされない日々を過ごしている人たちより、よっぽど幸せと言えるじゃない！

◆難民キャンプ訪問

一九八八年、ビルマに大規模な民主化運動が起きて以来、軍政府は軍事行動により学生運動を鎮圧し、反体制活動家の大規模な逮捕を強行した。戦火や虐殺から逃れるため、大量のビルマ難民（その多くが少数民族であるカレン民族）が、山を越え、川を越え、タイのメソットへやってきて身を隠していた。

タイ政府は大量に押し寄せるビルマ難民のために、国境付近に九つの難民キャンプを設置し、厳しく管理している。難民キャンプに暮らすビルマ難民たちは、いつか軍政府が失脚し、故郷に帰ることのできる日を待ち望んでいる。

しかし、ビルマ軍政府は政権を握り続け、難民たちの故郷への道ははるか彼方に遠のくばかりである。タイ政府はビルマ難民の存在を持てあましており、彼らが身を隠す場所を与えるのみで、耕作をする土地や働く機会はいっさい与えていない。さらに多くのビルマ難民がタイに入ってくることを懸念しているからだ。

難民たちは身分証明がないため働けず、土地がないため自給自足の生活すらできない。そのため、難民キャンプはいっさいを国際NGOからの支援に頼っている。各NGOは食料支援、医療・教育支援などを分担し、各方面から難民キャンプを支えている。

難民たちは、非常に哀れである。彼らの哀れさは、檻《おり》の中で飼われているような生活で、自分たちで未来を切りひらく努力をすることもできず、自分たちに明日があるかないかもわからない状態に置かれていることにある。難民たちの明日は、外の世界からの支援にゆだねられており、ある日、外の世界から忘れ去られてしまったとしたら、異国の地で死んでゆくしかないのだ。

ある日、私たちは「ＴＯＰＳ」のタイ駐在員リーダーであるサムの案内で、国境付近の難民キャンプ「メラ（Mae La）・キャンプ」を訪れた。サムがちょうど、メラ・キャンプ内の学校職員との会議があるとのことだったので、この機会を利用して私たちは難民キャンプをこの目で見ることにしたのだ。

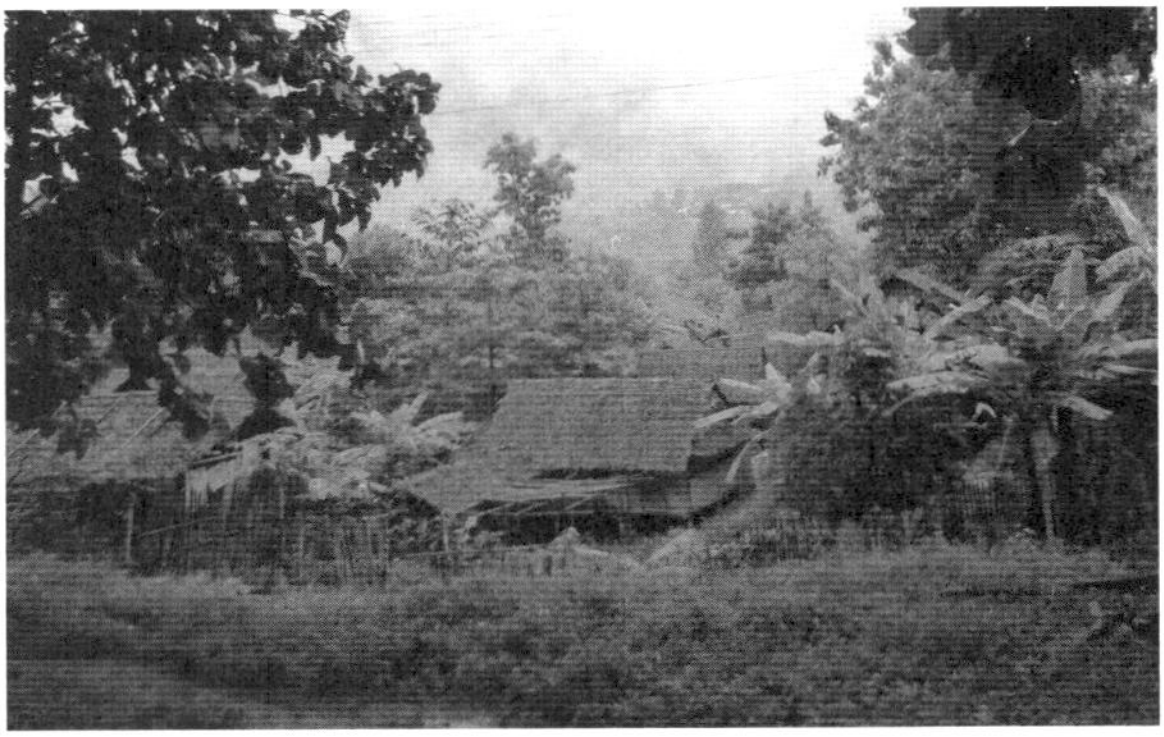

メラ難民キャンプ付近

メラ・キャンプの手前まで来ると、国道沿いのジャングルの中に家屋が入り乱れて建っているのが目に入ってくる。メラ・キャンプ付近の国道では、軍人が見張りをしている。軍人が目視で疑わしい人物が乗り込んでいないかを確認できるように、車は減速しなくてはならない。

メラ・キャンプは国境付近の九つの難民キャンプの中で最大規模のもので、四万人以上の難民が暮らしている。山の麓《ふもと》から中腹まで、家屋が隙間なくびっしりと建っているその光景は圧巻である。私がビデオを取り出し、車の窓から難民キャンプの外観を撮影していると、「撮ってはだめです。監視員に見つかって、没収されちゃいますよ」とサムに注意されてしまった。

私たちは「ＴＯＰＳ」の職員として難民キャンプを訪問した。タイ政府は、ＮＧＯ職員以外の一般人が難民キャンプ内に出入りすることを禁止している。難民キャンプの情報が外の世界に流出し、注目を浴び、国際社会の非難の的になることを避けるためである。

「検問所に着いたら、座ったままパスポートを見せるだけで大丈夫です。僕らはしょっちゅう来ていて検問所の軍人とは顔見知りだから、うるさく言われることはないでしょう」

サムはそう説明してくれた。

幸運にも、サムの言うとおり、検問所の軍人は車内の人数を数え、簡単な検問を行なった後、すぐに入場許可証を発行してくれた。サムが難民キャンプの「常客」であったために、私たちは何ごともなくキャンプ内に入ることができたのだ。

車がでこぼこ道を激しく上下に揺れながら中へと進んでいくと、竹を壁にし、葉っぱを屋根にした簡素な建物が軒を連ね、その中の小さな空間に人々がぎっしりといる光景が目に入ってきた。これが、難民たちの住まいなのだ。私は、雨季のことを考えずにはいられなかった。雨が降り続いたら、竹の壁や葉っぱの屋根はひとたまりもない。いったい、どうしているのだろう？　蒸し暑い中、泥水が流れ込み、そこらじゅうがどろどろになり、どんな惨状が広がるのだろう？　どんな惨状であれ、長年の戦争や殺戮の恐怖に比べたら、まだましなのであろう。そうでなければ、彼らはどうして、いくつもの山を越え、故郷を離れてここへとやってくるだろうか。

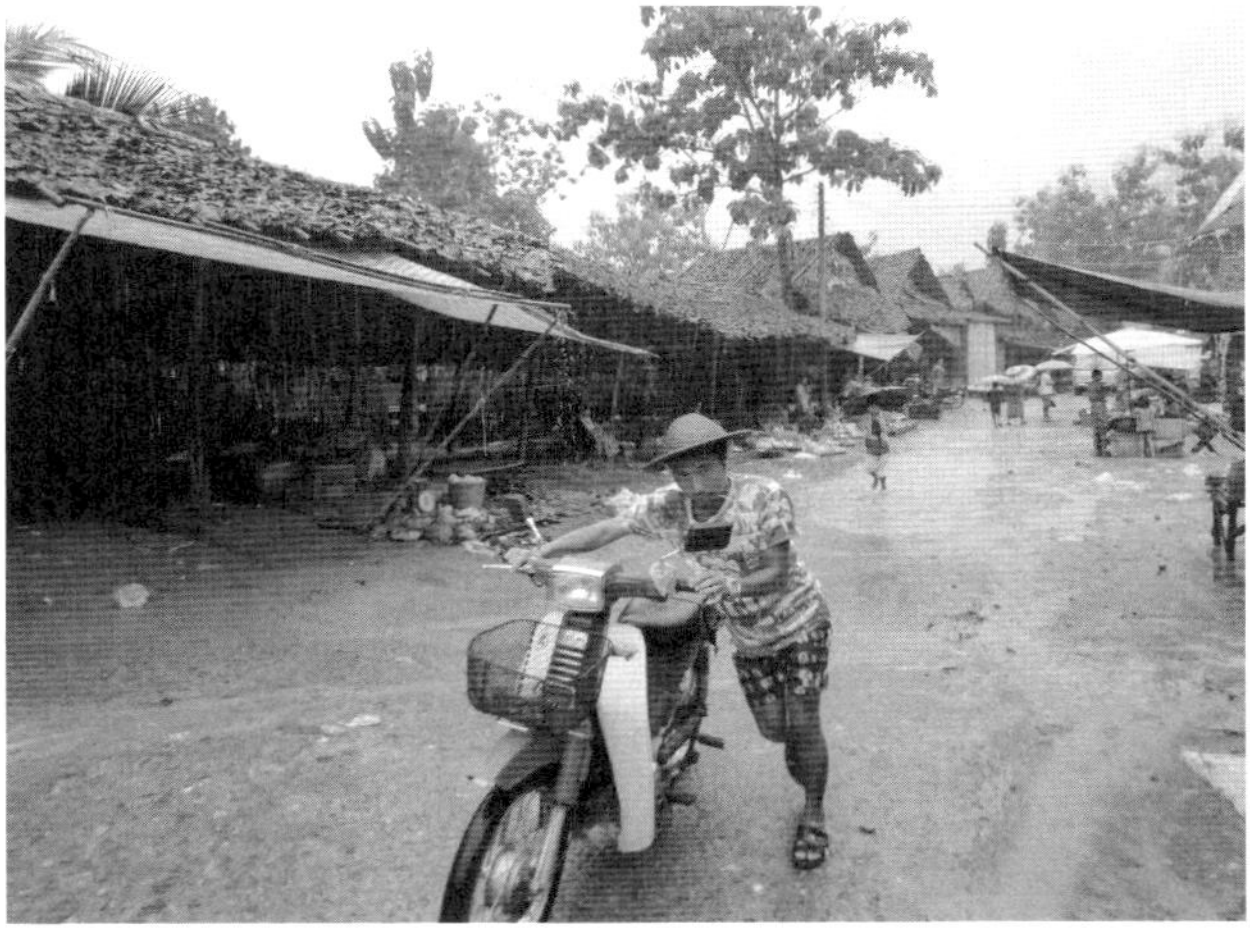
メラ難民キャンプの様子

「TOPS」が運営する学校に着くと、子どもたちの楽しそうな歌声が外まで聞こえてきた。憂いを知らないその純粋な歌声に、こちらの心も洗われていくような気がした。サムの後について中に入ると、三学年の子どもたちがひとつの部屋で授業を受けていた。三人の教師は、それぞれ声を張り上げて教科書を読み、歌を歌い、遊びを教えていた。子どもたちは自分の学級の教師の話を一生懸命聞こうとするが、よそのクラスに注意力が飛んでしまうこともある。サムは、「仕方ありません、土地や経費はかぎられているから、教室を増築することができないんです」と言った。

教室にある教具は、すべて教師の手作りである。木の板を切って作った「知恵の板」は、子どもたちの思考力を養うのに役立つ。天井にかけてある魚や灯ろうなどの装飾は、空きびんを利用して作ったものである。一本のスプーンや、一枚の毛布ですら、子どもたちの遊び道具になるのだ。

教育設備は充分とはいえないが、子どもたちは皆、楽しそうな笑顔を浮かべている。彼らは学校に通うことができるだけで充分なのだ。しかし、すべての子どもが学校に通えるわけではない。学費は無料だが、家の手伝いをしたり、幼い弟や妹の面倒をみなくてはいけない状況にある子どももいるからだ。彼らは、小さな弟や妹を抱え、教室の外に座り、授業の風景を眺めていることがある。寂しそうな、うらやましそうな目で、じっと見ているのだ。

正午、私たちは難民キャンプ内の食堂で昼食をとった。この食堂は、「官民合同経営」であり、NGO職員の昼食を賄い、難民たちを支援する外国人を歓待するのに使われている。

難民キャンプ内には、たくさんの商店があり、日用品や食べ物を買うことができる。米や油はNGOから支給され、そのほかのものは自分たちで調達する。難民たちが自ら収入を得られるよう、カレン人女性団体は女性に工芸品の制作を奨励している。女性団体がキャンプの外で工芸品を売ることで、彼女たちはわずかながらも収入を得ることができる。

午後、サムが会議のために学校に行っている間、私と妙賛法師はキャンプ内で働く「TOPS」の職員のお宅にお邪魔した。

住まいの屋根の下では豚やニワトリが鳴き、非常ににぎやかである。中に入ると、奥さんが竹の縁台に座り、陽の光を浴びながら花の手入れをしている。彼女の膝の上で、一人の男の子が気持ちよさそうに昼寝をしている。

子どもたちの夢は、穏やかなものであろう。だが、大人たちの夢は、いつでも血にまみれたものだという。サムによると、難民たちはいつも悪夢にうなされているそうだ。それは、ビルマ軍が山を越え、難民キャンプ内に押し入り、大量虐殺を行なうといった内容のものだ。現実に、ビルマ軍がやってきて難民キャンプを襲ったことがあった。この恐怖体験が、難民たちの心に深い傷を残したのだ。

金銭や物資の欠乏に関しては、彼らはもう慣れている。しかし、心の空洞はどのように埋めればよいのだろう？　幼児の顔には屈託のない笑顔があるが、青少年の顔には途方に暮れたような空虚な表情が浮かんでいる。

子どもたちが人生の意義や生命の価値を考え始めたとき、未来がないという悲哀を抱くようになる。難民キャンプ内にはＮＧＯが運営する中学校があり、そこで勉強を教えているが、たくさんのことを学べば学ぶほど、彼らははっきりと意識していくのだ。――外部からの援助に頼りっきりのこの「籠《かご》」から出て、自由に羽ばたける日が来ることは、永遠にないのだ、と……。人生に目標が持てない青少年たちは、ありあまる若い力をがむしゃらにスポーツにぶつけて青春時代を過ごすしかないのだ。

サムは言う。

「資金面ではかなり厳しいけれど、僕たちは学校教育を続けます。子どもたちが成長していく過程で、楽しい幼少時代を過ごすことは、健全な人格形成につながると思うんです。将来、彼らが挫折したり、困難にぶち当たったときに、幼いころに触れたやさしさや、楽しい日々を思い出し、立ち直ることができると思うんです」

まったくそのとおりだ。もし、彼らの支援がなければ、この無邪気に笑う子どもたちの幼少時代はまったく味気ないものになるだろう。

夕方、難民キャンプを離れなければならない時間が来た。タイ政府は、いかなるNGOの職員も、キャンプ内で夜を明かしてはならないと規定している。NGO職員と難民が結びつき、運動を起こすことを懸念しているからだ。

キャンプの出口へと車を走らせているときに、難民たちの姿が目に入った。赤ん坊を抱え、あやしている女性たち。屋根の下で、無表情に私たちを見つめる老人たち……。

巻き起こる砂ぼこりの中、私は老人の空洞のような瞳に、強い意志を感じた。——「いつか必ず、生きて故郷に帰る！」と。

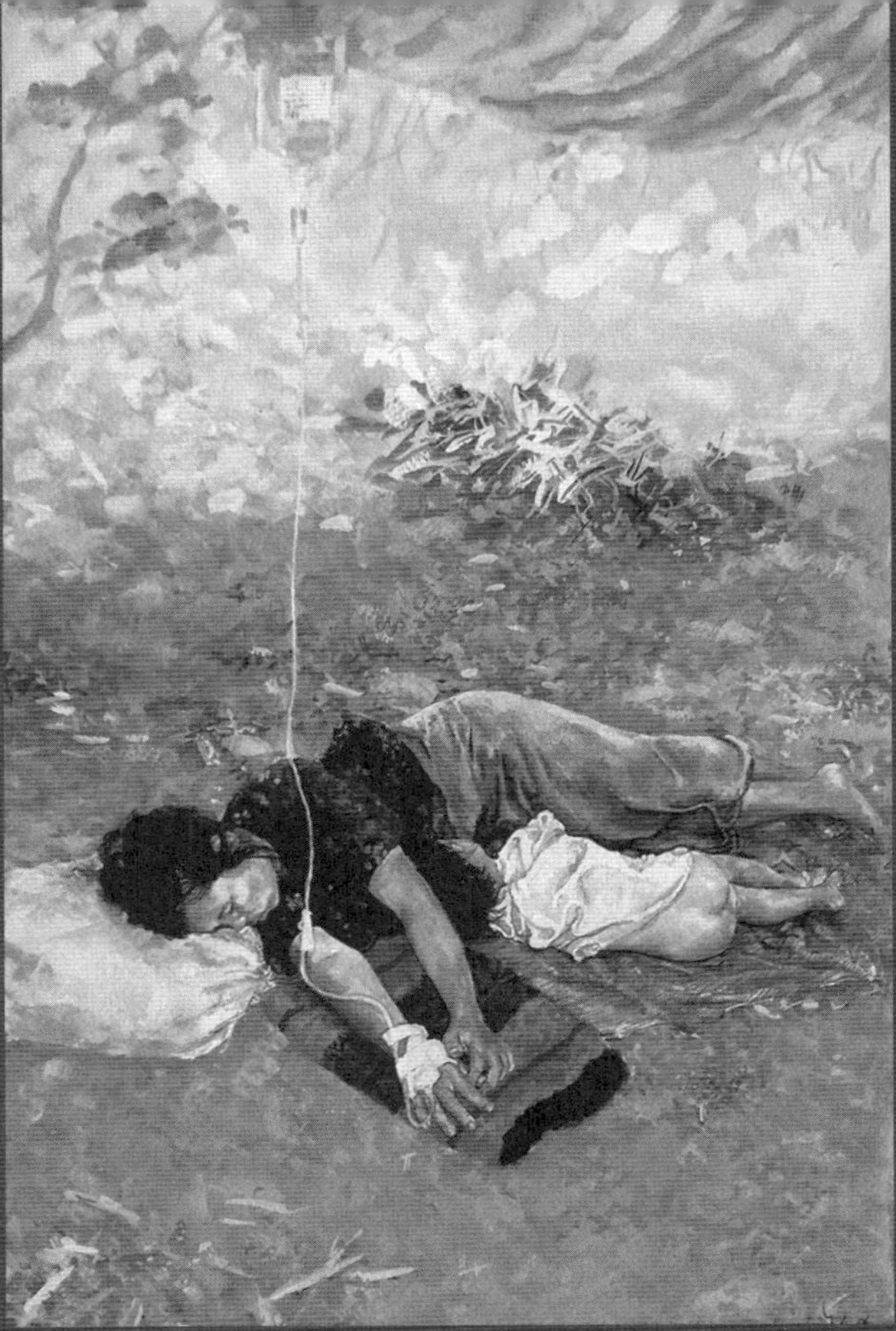

Ⅳ

難民画家

～マウンマウンティンの絵画と詩～

◆難民画家マウンマウンティン

マウンマウンティン（Maung Maung Tinn）はビルマから逃れ、メソットで暮らすカレン人である。彼はメータオ・クリニックの職員であり、非常にすぐれた画家でもある。彼が描く難民の絵はとても写実的で、真に迫るものである。すべての絵には、詩が添えられている。彼の絵や詩からは、ビルマ難民の明日の見えない不安がひしひしと伝わってくる。

「私は一九九五年にここに来ました。ここに来る前は、ビルマの電力局で働いていました。当時、ビルマは非常に混乱しており、政府機関は腐敗し、汚職が横行していました。若かった私は、こうした状況に強い嫌悪感を抱き、自分は絶対に染まるまいとしました。私の祖父は比較的経済力がありましたが、男である私は家族を養わなければなりませんでした。私の当時の一カ月一ドルの給料では、家族を養うことはおろか、自分の生活すらままなりませんでした。そんな状況に悩むあまり、私はうつ病になってしまいました」

ねじ曲がった社会で、ほかの者たちのように汚職に手を染めることもできず、マウンマウンティンはもがき苦しんだ。ここから抜け出したい！　そう思い、ついに故郷を去った。

「家を離れるとき、私は一銭も持っていませんでした。ただ、一枚のロンジー〔巻きスカート〕があるだけでした。二〇歳をちょっと過ぎたばかりの私は、泣きながら故郷を離れ、明けても暮れてもジャングルを進みました。一カ月間、カレン人組織に匿われているとき、かつての恩師に再会しました。彼も民主化運動の後、軍政府の逮捕を逃れるためにジャングルへ来ていたのでした。彼は、シンシアがメソットにメータオ・クリニックを設立したことを私に教えてくれました。そして、私はここへやってきたのです」

一九九五年、マウンマウンティンがメータオ・クリニックにやってきたとき、医療経験のない彼は厨房の手伝いをしていた。半年後、彼は医療トレーニングを受け、二年間の基礎実習を終えた後、婦人科で働くようになった。

「ここに来てから、故郷を思って毎晩一人で泣いていました。でも、シンシアをはじめ、ここの人たちは皆、同胞のためにすべてを捧げており、自らの不幸に打ちひしがれている人は誰もいませんでした。そうした姿を見ているうち、私も自分のことばかり考えている場合ではないと思い、徐々に患者さんを助けることに専念できるようになってきました。仕事に専念しているうちに、郷愁の念は薄れていきました」

その後、マウンマウンティンは自身にこう言い聞かせた。

「メータオ・クリニックは自分の〝家〟だ。ここにとどまり、〝家族〟のために、小さなことから大きなことまで何でもやろう」

だが、マウンマウンティンの深刻なうつ病は癒えることはなかった。ひどいうつに襲われたとき、彼は静かにシンシアを見つめるのだった。

「彼女は本当に偉大な人で、慈悲にあふれています。彼女の姿を見ると、私の心は落ち着いてくるのです」

マウンマウンティンは少し考えをめぐらせた後、こう続けた。

「毎日、毎時間、毎分、シンシアはとてつもなく大きな困難に直面しています。それでも、彼女はきわめて冷静に問題に立ち向かっているのです。彼女はとても強い女性です。私は今年で三〇歳になりますが、彼女のような女性はいまだかつて見たことがありません。彼女は度量が大きく、忍耐力や粘り強さにかけては右に出る者はいないでしょう。メータオ・クリニックが、絶望的で未来が見えないような状況に陥ることもしばしばあります。そんなときでも、シンシアは必ず解決の道を考えだしてくれます。ひょっとすると、世界を見渡せばシンシアのような人がほかにもたくさんいるのかもしれません。でも、カレン、ビルマの女性の中では、アウンサンスーチーを除いては、シンシアが最も強い女性だと思います。彼女は先を見通す力があり、度胸があります。でも、温和で、謙虚で、とても親しみやすい女性なのです」

マウンマウンティンは、シンシアがいかに度量が大きく、すばらしい人かがわかる例をあげた。

「国境付近にいる権力のある人たちは、子どもたちの将来が有利になるように自分の子どもをタイの公立学校に入れます。今のシンシアの身分や地位をもってすれば、そうすることも可能です。しかし、彼女はそうしません。それどころか彼女は、お金がなく身分もないビルマ人出稼ぎ労働者の子どもたちのために私立学校を設立し、自分の子どももそこへ通わせています。彼女は、身分の高い人にも低い人にも分けへだてのない態度で接します」

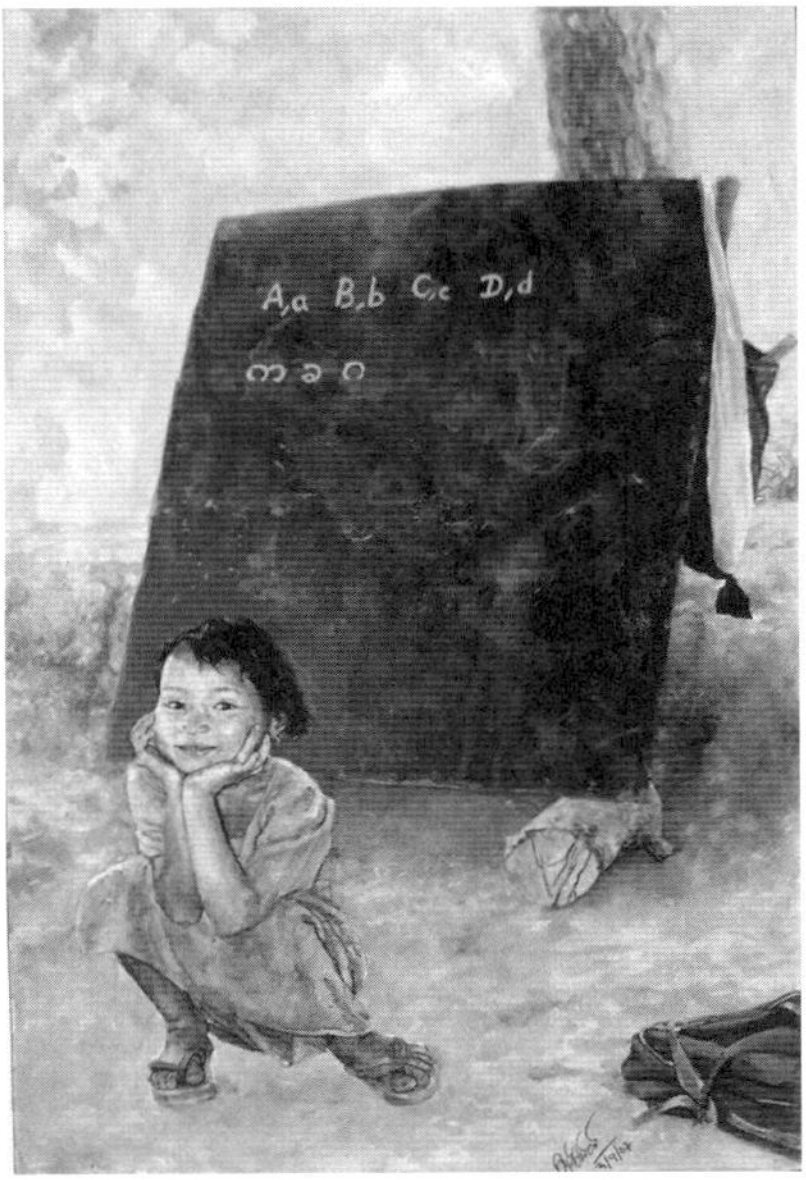

芸術の才能に長けているマウンマウンティン。彼が描きだす難民の絵は、人の心を大きく揺さぶる。絵画に目覚めたきっかけをたずねると、こう話してくれた。

「私は小さいころ、村で育ったので、紙

や鉛筆がなく、地面に木の棒で絵を描いていました。一一歳のとき町へ移り、祖父と一緒に暮らすようになってから、はじめて紙と鉛筆を手にしました。私はとても喜んで絵を描きました。一六歳のときに一カ月間、絵画理論を学び、ようやく水彩画の何たるかを理解しました。しかし、ビルマでは水彩画を描く機会に恵まれることはありませんでした。メータオ・クリニックに来て、シンシアと外国の友人たちが私に絵を描くよう勧めてくれたおかげで、私はようやく本格的に絵画に取り組むようになりました」

マウンマウンティンは余暇を利用して絵を描くようになった。彼の水彩画はヒューマニズムにあふれており、彼の詩や絵にはビルマ難民の悲哀が克明に表現されている。

一九九九年、マウンマウンティンの絵は、あるNGOによって米国で紹介され、カナダで開かれた展示会に出展された。出展した一五作は完売した。その後、NGOは彼の作品をイタリア、フランス、ベルギーに紹介し、欧米人のビルマ難民への関心を呼び起こした。それが、メータオ・クリニックの支援金集めにもつながった。

「私は、作品を通して外国の人たちに知ってほしいのです。ここで、いったい何が起きているのか。私たちがどんな状況に置かれているのかを……」

たくさんの外国人がマウンマウンティンの絵に感銘を受け、購入する。マウンマウンティンは、そこから得た収入をシンシアの学校やバックパック医療団に寄付する。出稼ぎ労働者個人に寄付することもある。彼らの子どもに服や文房具を与えるために。

「私たち難民にとっては、命はもろく、はかないものです。明日、死ぬかもしれない。来週まで、この世にいられるかわからない。でも、私は死ぬ前に、人のために何かをしたいのです。もし明日、手がなくなったら、私は人のために何ができるでしょうか？　だから、今できることは今のうちにしたいんです」

マウンマウンティンは真剣な面持ちでそう言った。

痩せていて、ふさぎがちなマウンマウンティンだが、じつはユーモアに富んだ一面を持ち合わせている。

メータオ・クリニックの近くには一軒の豪華な造りの家がある。この家の横を通るたび、マウンマウンティンは家屋を指さし、「あれは私の家です」と言う。そして、決まって「まあ、そんなはずないですけれどね！」とつけ足す。

たしかに、彼がこのような豪華な家屋を持つことは難しいだろう。しかし、その原因は彼がカレン難民だからでも、お金を持っていないからでもなく、彼に私欲がないからである。彼が絵を描くのも、絵を売るのも、個人の財産を得るためではない。メータオ・クリニックを支援するためである。絵から得た収入は、すべてシンシアに渡したり、助けを必要としている人のために使ったりしている。だから、彼には家を買うだけのお金がたまる日は、永遠に来ないのだ。

彼のたくさんの作品の中に、ひとつだけ非売品のものがある。その絵には、窓にもたれかかっている一人の老人が描かれている。しわが幾重にも刻み込まれた老人の顔からは、失意や落胆がにじみ出ている。その眼からは、言葉では表せないほどの悲哀や絶望が伝わってくる。絵には、このように書かれている。

"I would like to be in my nature land, Burma, before I die."

「異郷の地で死にたくはない――。それはこの老人だけでなく、すべてのビルマ難民の願いです。ビルマから逃れてきた難民は、いつかビルマが本当の民主国家になり、皆で手を取り合って故郷の地を踏みしめる日を待ち続けているのです」

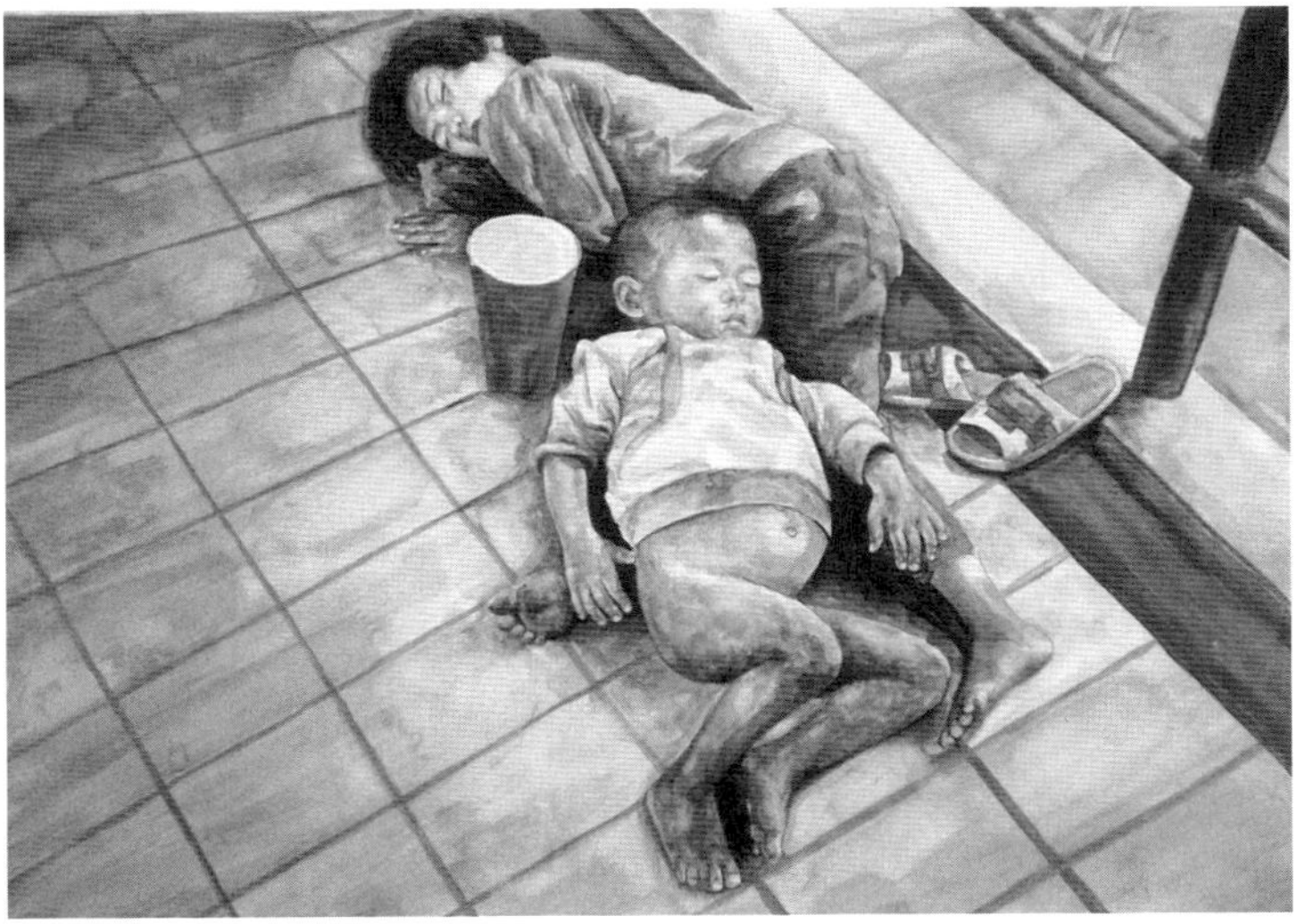

くたびれた物乞い

ビルマの地に生まれたのに、
祖国を離れなければならない
異国の地では身分もなく、
路上に暮らさなければならない
路上でものを食べ、路上に眠る
子どもは悪党に誘拐され、
物乞いをさせられる
親に捨てられ、孤児となる
誰だって、
少年時代や人としての尊厳を
奪われていいわけがない

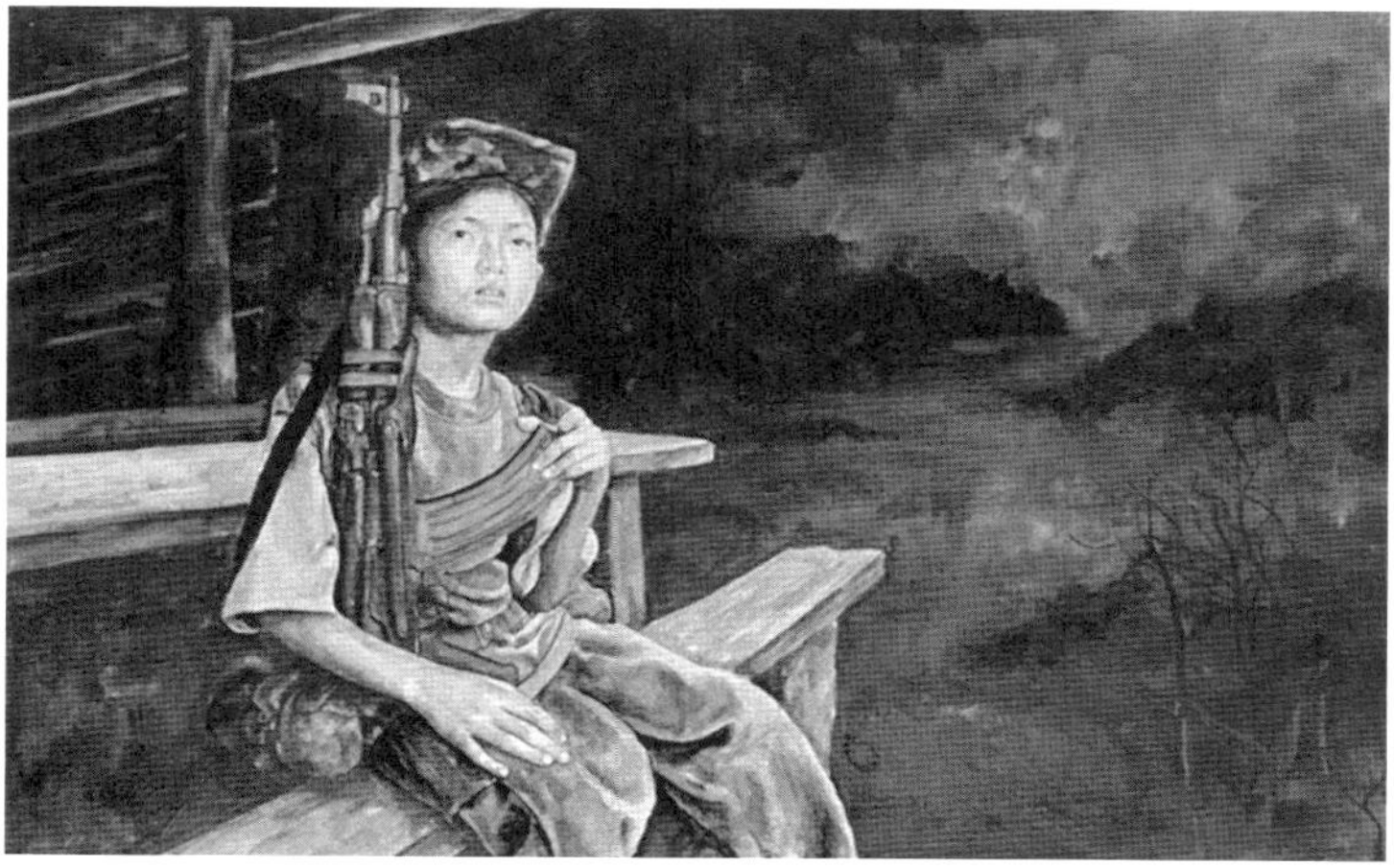

少年兵

少年は血みどろの戦場に立っている
ほんとうは、温かい家庭で
たくさんの愛を受けるべき歳なのに、
少年は銃を握らされ、戦場に立っている
ほんとうは、教科書を持って
明るい未来を夢見て学校に通うべき歳なのに、
彼の少年時代は奪い去られた
短い少年時代に、
たとえ夢をもつことができたとしても
それは悪夢にすぎない
どんな大人に少年はなるのだろうか
どんな未来を少年は描けるだろうか……

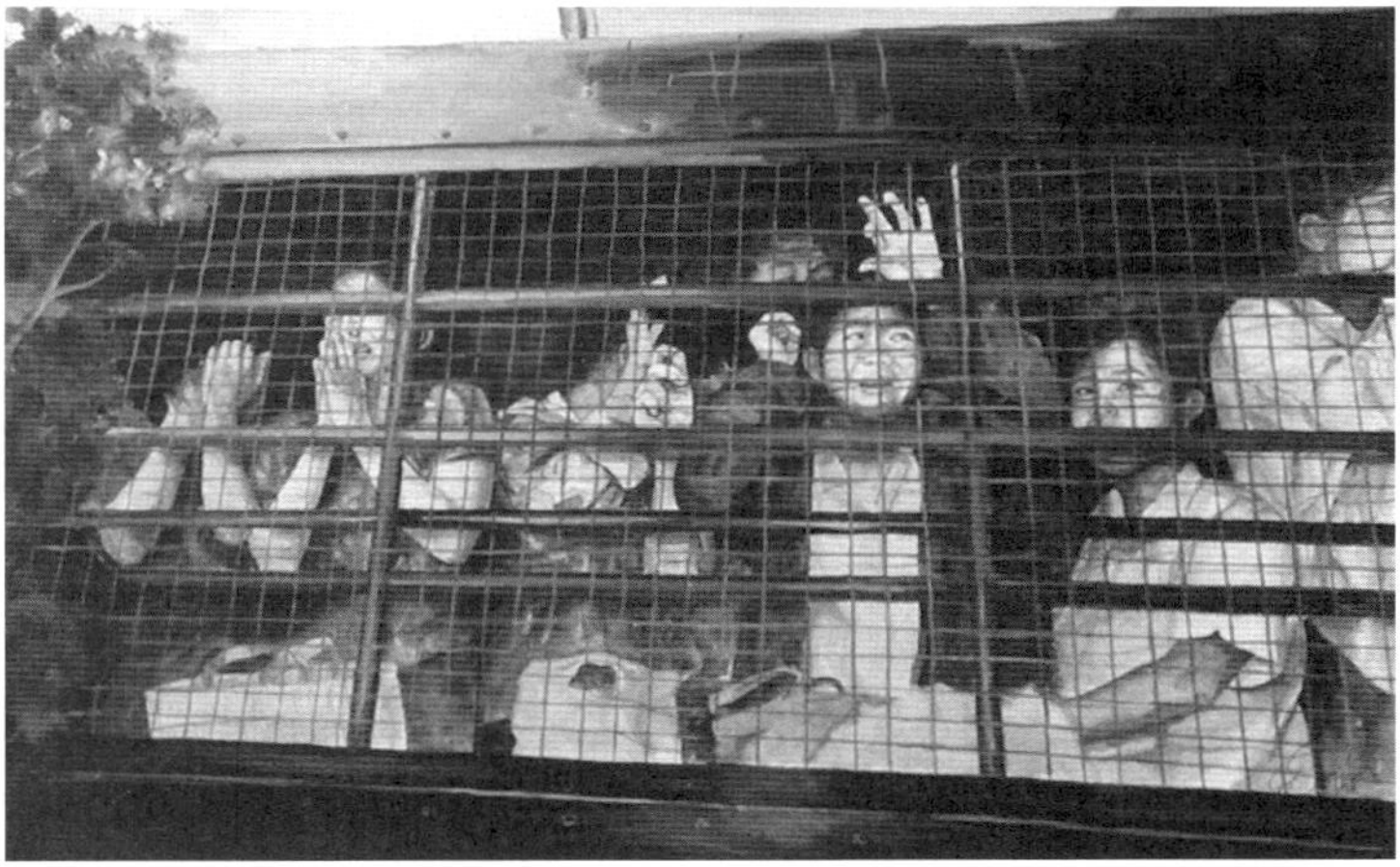

何が罪なのか

たとえ、非合法にその国に滞在していても
人としての権利まで奪われていいわけがない
毎日毎日、人をいっぱい乗せたトラックが
通り過ぎていく
トラックの中の押しつぶされた悲しい顔は
見るに耐えない
トラックが通るたび、みな心配そうに中を見つめる
あの中に、家族や友だちがいるかもしれない
中の人も、悲しい顔でじっとこちらを見つめ返す
なぜなんだ、と……
働きたい、学びたい、子どもを学校にやりたい、
医者に診てもらいたいと望むことは
いけないことなのか
何が罪だというのか

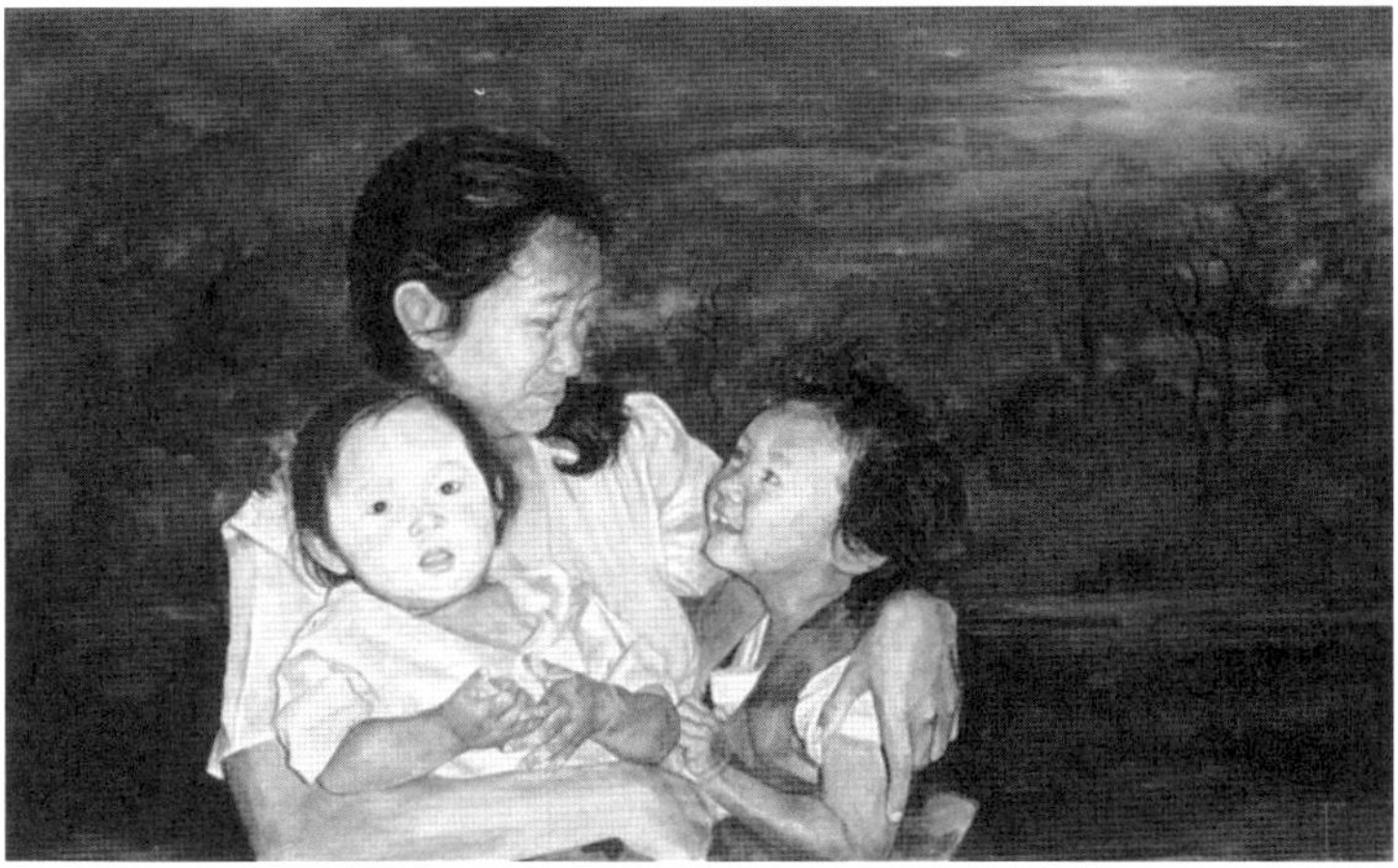

ホームシック

マウンマウンティンは、
メータオ・クリニックの母
ドクター・シンシアと彼女の子どもの絵を描いた
家族といっしょに過ごした日々を
思い出しながら
母とおしゃべりをしたときの、
彼女の笑顔を思い出しながら
小さな家が夕食のにおいに包まれ、
兄弟やお隣といっしょに食卓を囲んだときの、
みんなの笑い声を思い出しながら
帰る「家」があったあのころを
思い出しながら

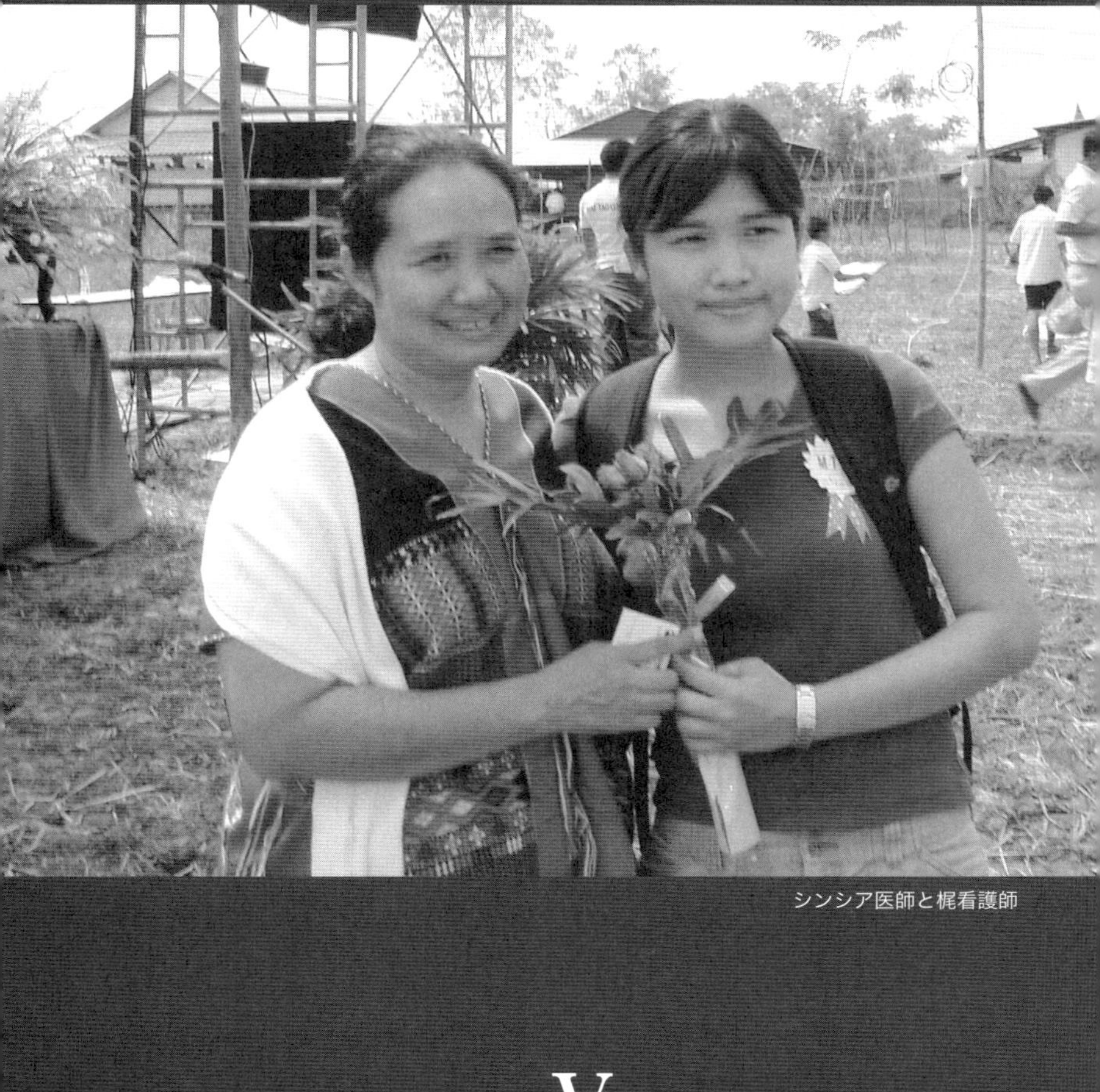

シンシア医師と梶看護師

V
日本人医療ボランティアスタッフ
～看護師・梶 藍子の報告～

私、梶藍子はメータオ・クリニックの看護師ボランティアスタッフとして、二〇〇七年七月からの二年間、現地で活動をしてきました。私がメータオ・クリニックでの活動を開始した経緯と、メータオ・クリニックで何を感じてきたのかを、日本語版オリジナルのこの章で皆さんにお伝えしたいと思います。

◆メータオ・クリニックへの導き

幼少時代、フィリピンを舞台にしたテレビのドキュメンタリー番組をみた。スモーキー・マウンテンと呼ばれる巨大なごみ山でごみをあさる大人と子どもたち。街中をストリート・チルドレンの子どもたちが裸足で駆けまわる光景。

中学生のとき、ピューリッツアー賞を受賞した写真についての授業を受けた。ハゲワシが栄養失調で衰弱している少女を獲物として見ている写真（ケビン・カーター撮影「ハゲワシと少女」）、ベトナム戦争で川を渡って逃げる家族たちの写真（沢田教一撮影「安全への逃避」）……。

どうして世界は不平等なのか。今、私と同じ歳の子どもたちは、どんな思いをして暮らしているのだろうか。私が彼らのためにできることは何だろうか——。

看護師になって、貧困や戦争で苦しむ人々のために途上国で働きたい。その思いに強く導かれ、看護師になったものの、途上国で働く前に日本で臨床経験を積まなければ何も役に立たないと思った私は、東京都新宿区にある国立国際医療センターに就職した。

一般病棟で新人看護師として慣れない仕事に四苦八苦しながら毎日が過ぎ、忙殺された日々におされ、正直なところ、私の幼いころから育んでいた思いは薄らいでいった。そんなとき、私に大きな転機が訪れた。国際協力を志す医師や看護師が病院内で組織したサークルに入り、そこで国立国際医療センター（当時）の国際医療協力局で働く小林潤医師に出会った。

「タイ・ミャンマー国境に、難民が運営するクリニックがある。個人的に寄付や技術支援をしているのだけど、梶さんもいつかそこで働いてみるといいよ。きっとたくさんのことを勉強できると思う」

こうして小林先生からはじめてメータオ・クリニックの名前を聞いたのは、今からおよそ三年半前のことだった。小林医師はのちに「メータオ・クリニック支援の会」の代表となる。

「メータオ・クリニック」——。いったいどんなクリニックなのだろう。今まで名前すら知らなかったが、不思議とそのクリニックの名前が私の心に響いた。

インターネットでクリニックのことを調べてみた。院長のシンシア医師は彼女自身ビルマ難民で、ビルマ難民と移民のためにクリニックを開設し、無料診療を提供している。そんなクリニックを運営する彼女は、その偉業を讃えられてノーベル平和賞にノミネートされ、アジアのノーベル賞と呼ばれるマグサイサイ賞を受賞した経歴をもつという。

なんてすばらしい医師なのだろう。このシンシア医師に会ってみたい。メータオ・クリニックを訪れてみたい。いつか、ビルマの人たちのために彼女のもとで働いてみたい――。

その後も、このクリニックの名前がずっと心に残り続けた。看護師として一人前に仕事ができるようになり、後輩である新人看護師の指導を終えたあと、このクリニックで働こうとひそかに胸に決意していた。

二〇〇七年一月、小林先生に相談しながら、メータオ・クリニックの人事担当スタッフに英文履歴書を送り、ボランティア参加の意志をEメールで伝えた。クリニックでは医師、看護師の国際ボランティアが不足していたようで、看護師ボランティアとして働くことを歓迎された。そして三年三カ月の臨床勤務を退職し、二〇〇七年七月、メータオ・クリニックをはじめて訪れ、ボランティア活動を開始した。

◆タイの中にあるビルマ

午前八時半、外来では診療を待つ患者の長蛇の列でクリニックはごった返している。赤ちゃんの泣き声、はじめて聞くビルマ語とカレン語がクリニックのあちこちから聞こえてくる。黄色の「タナカ」と呼ばれる粉を顔に塗った女性と子ども。「ロンジー」と呼ばれる巻きスカートをはく人々。

ここはタイだけど、タイじゃない。このクリニックの中はビルマだ。クリニックに来てみたものの、言葉も文化もまったく違う場所で私はやっていけるのだろうか……。何ができるのだろうか……。不安で胸がいっぱいになっていた。

「オラゲー！（カレン語でおはよう）」

外科病棟で勤務を開始し、緊張のため顔がこわばっていた私とは対照的に、明るい声のカレン語でメディカルスタッフが挨拶をしてくる。そして次々と質問が飛び交ってくる。

「どこから来たの？」

「医師？　看護師？」

「どのくらいの間、働くの？」

新しい顔に、スタッフは興味津々のようだった。私の思っていたイメージとは違う。スタッフは難民や移民であるのに、おしゃべりが好きでとっても明るいのだ。

「ごはん食べた？　藍子も一緒に食べようよ！」

お昼ごはんをスタッフが作り、食事を一緒にとる。こわばった私の表情は徐々にほどけ、彼らの快い歓迎が私の不安を吹き飛ばしていったようだった。

メータオ・クリニックでは、外来診療は午前八時半に開始し、午後四時で終了する。外科病棟の外来・入院患者の処置も、同じく八時半に開始する。外科の患者には、地雷で足を失った人、交通事故で外傷を負った人、ヘルニアや陰嚢水腫《いんのうすいしゅ》の手術を希望する人などが多い。患者の名前を呼び、メディカルスタッフが次々に処置室で手ぎわよく患者の創傷《そうしょう》の縫合、消毒を行なっている。私は最初は彼らの動きを見ていたが、徐々に私も参加し、患者の診療・処置介助、看護を行なっていった。

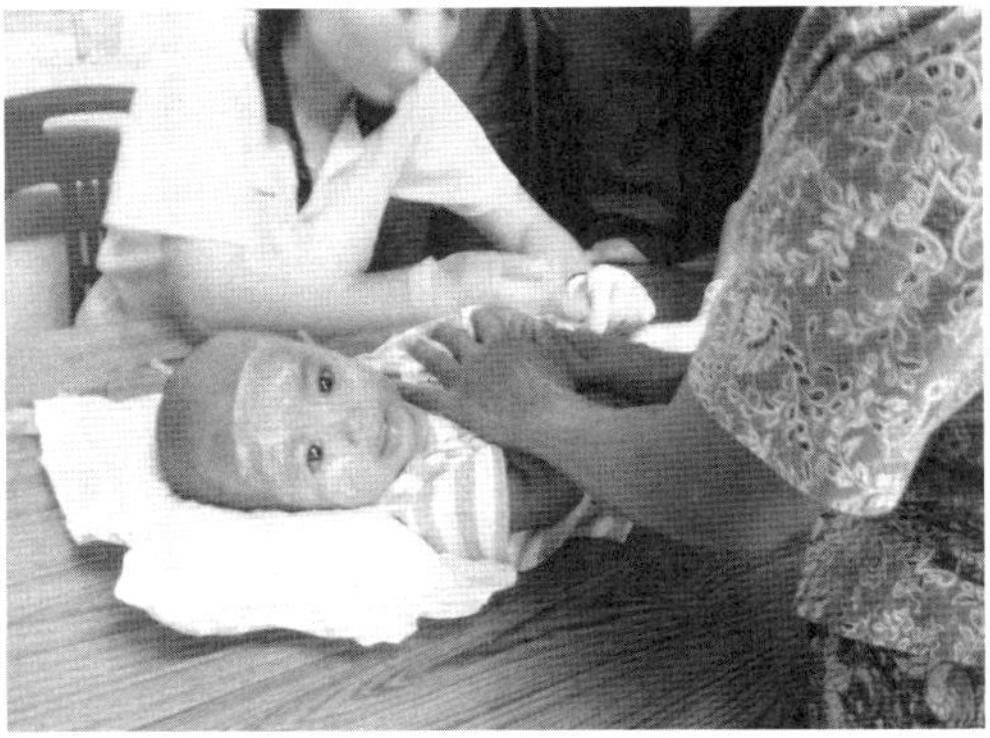

予防接種を受ける赤ちゃん

メディカルスタッフは正式な医師免許などを持たない。クリニックがスタッフ育成のために医療の訓練を実施し、患者に医療を提供できる立派なスタッフとしてクリニックを支えている。そんな彼らの手ぎわよい処置や看護に私は圧倒されるばかりであった。

◆生命をはかる

メータオ・クリニックで働き始めて五カ月が過ぎようとしていたころ、生命の尊さについてあらためて考えさせられる出来事が起こった。

夜中に緊急で運ばれてきた女性患者はぐったりとし、声を出すのもやっとのようだった。スタッフの話では、その女性は農家で牛を飼っており、その牛の角が彼女のお腹をブスリと突き刺し、ビルマの病院で緊急の手術を受けた。しかし、手術後に容態が悪化し、意識レベルも下がり高熱が出たため、彼女の家族がタイで治療することを希望し、メータオ・クリニックにやってきたというのだ。

私は彼女の腹部を診察し、思わぬ異変に気づいた。彼女の創部からは便が垂れ流れ、異臭を放っていたのだった。

おそらく手術は適切に行なわれず、腸が損傷して排便機能に支障をきたしていることが考えられた。彼女からは、長い間、便通がないとの訴えがあった。刻々と彼女の容態は悪化していき、便に含まれる菌が全身をわたると敗血症を引き起こし、彼女の命は危険にさらされている状態と予測された。

私は、彼女をクリニックで引き受けるのかどうかを聞くべく、スタッフを呼びとめた。なぜなら、メータオ・クリニックでは腸の再手術を必要とするような重症患者をみることはできないからだ。

「今日、メソット病院は消化器科の手術を受け入れている日ではないけれど、連絡してみる」

と、年配のメディカルスタッフは答えた。

その日はもう診療時間を終えていたため、彼女がメソット病院に転送されるかどうかを見届けることなく、私は外科病棟をあとにした。

翌朝、なんと女性患者はまだ病棟のベッドにいた。昨日よりもはるかに意識が遠のき、開眼すらできない状態で、さらに四〇度にもおよぶ高熱を出していた。私はそれを見て、あわててスタッフを呼んだ。

「この患者さんは緊急だよ！　このままだと命が危ない！」

と、メソット病院へ搬送するように訴えた。その一部始終を見ていたボランティアのデンマーク人医学生も、スタッフを非難した。私たち二人からの非難に、スタッフは困惑した表情を隠せない。

スタッフが再度、メソット病院に連絡し、午後、その患者は緊急搬送されることになった。そしてメソット病院で無事、人工肛門をつける手術が行なわれた。

私は、なぜ適切に治療をするように全力で努力しなかったのか、とスタッフにたずねた。すると、年配のスタッフは本音を打ち明けた。

「メソット病院で患者の治療をする場合、メータオ・クリニックがその費用を全部負担しなければいけない。クリニックは貧しいから、高額の手術費用なんてとてもじゃないけれど簡単に払えない。だから搬送するのをためらったんだ」

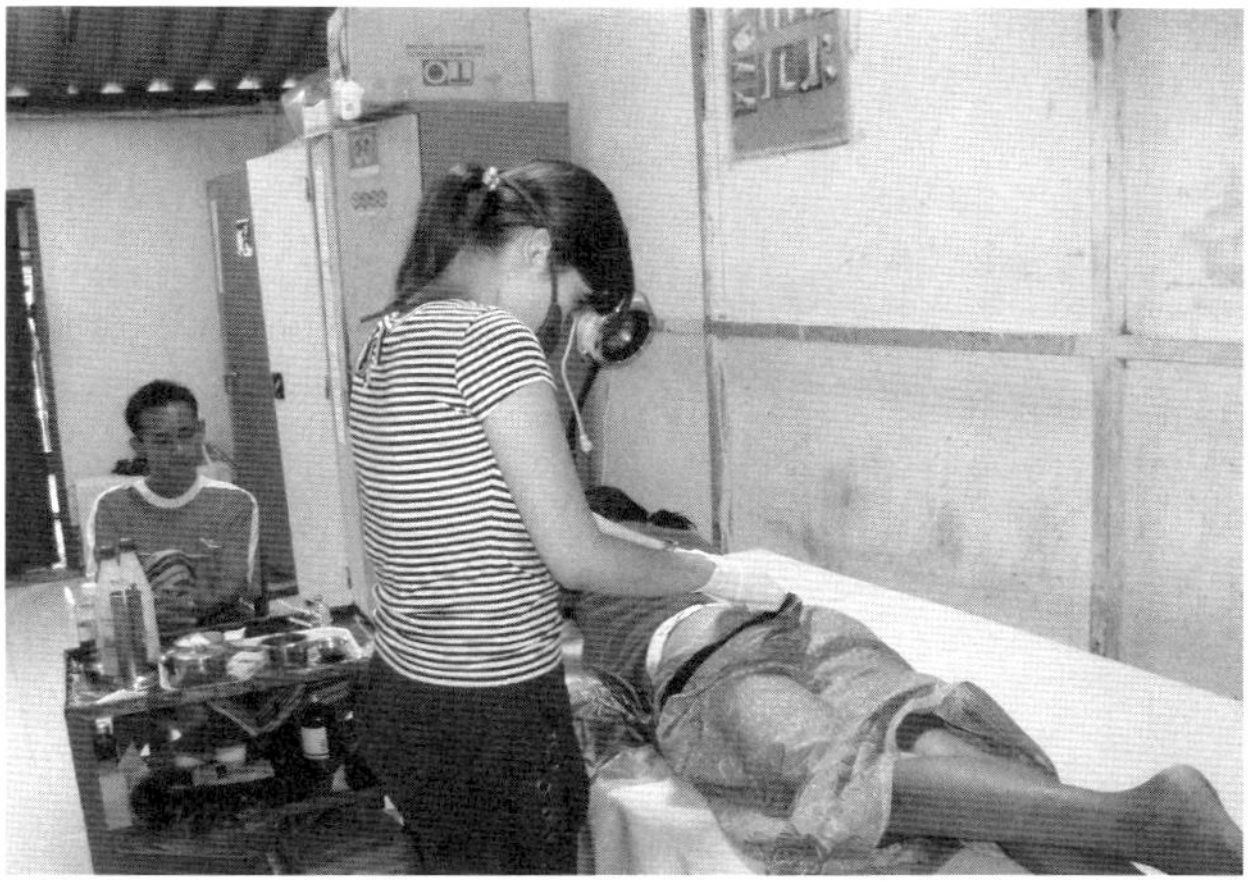

外科病棟で処置を行なう梶看護師

クリニックで決められているメソット病院へ搬送する患者の治療費の上限は、約一千バーツ（約三千円）だ。私はそれまで、その上限を知らなかった。スタッフは、手術となれば、おそらく大金がかかる。大金を出して助かるかどうかわからない患者の命よりも、助かる見込みのある一人でも多くの患者の命を助けるほうが理にかなっていると考えたのかもしれない。

国内避難民エリアでは地雷やマラリア、栄養失調などで亡くなる方が多くいる。助かる命でさえも、適切な治療を受けることなく亡くなっていく。そんな現状をスタッフは知っているのだ。

高度先進医療を提供する先進国、日本から来た私。

目の前で、助かるべき命が消えていくのを見てきたメディカルスタッフたち。

日本の五歳以下の乳児死亡率（出生一千人に対する死亡数）は四なのに対し、ビルマは一〇五。アジアの中でカンボジアに次いで乳児死亡率が高い国だ（WHOの二〇〇六年のレポートより）。

生命の価値は、この数字に比例して変わっていくのだろうか……。

私がメディカルスタッフに訴えたことは、手術を無事終えて回復した患者さんの姿を見ると、間違いではなかったと思う。

尊い生命。命の重さに違いはあるのか？　こんな議論が、メータオ・クリニックでは今日もくり広げられている。

◆メディカルスタッフたちの祖国への思い

時間が経つにつれ、クリニックは居心地のよい生活の一部になっていった。外科のスタッフや患者とは、ぎこちない英語、カレン語とビルマ語を使いながらコミュニケーションをとり、彼らと話をすることが楽しくなっていった。スタッフの中で最も意気投合し仲良くなったのは、私よりもひとつ年上のカレン人女性のメディカルスタッフ、セイリアだった。

彼女はとても英語がうまく、私がカレン語やビルマ語でスタッフや患者に物事を伝えられないとき、通訳として私を助けてくれた。はじめてビルマの民族衣装の巻きスカート、ロンジーを買いに連れて行ってくれたのはセイリアだった。家族、恋愛、将来の夢のこと、何でも彼女とたくさん話をしたが、彼女には耳を押さえる癖があった。

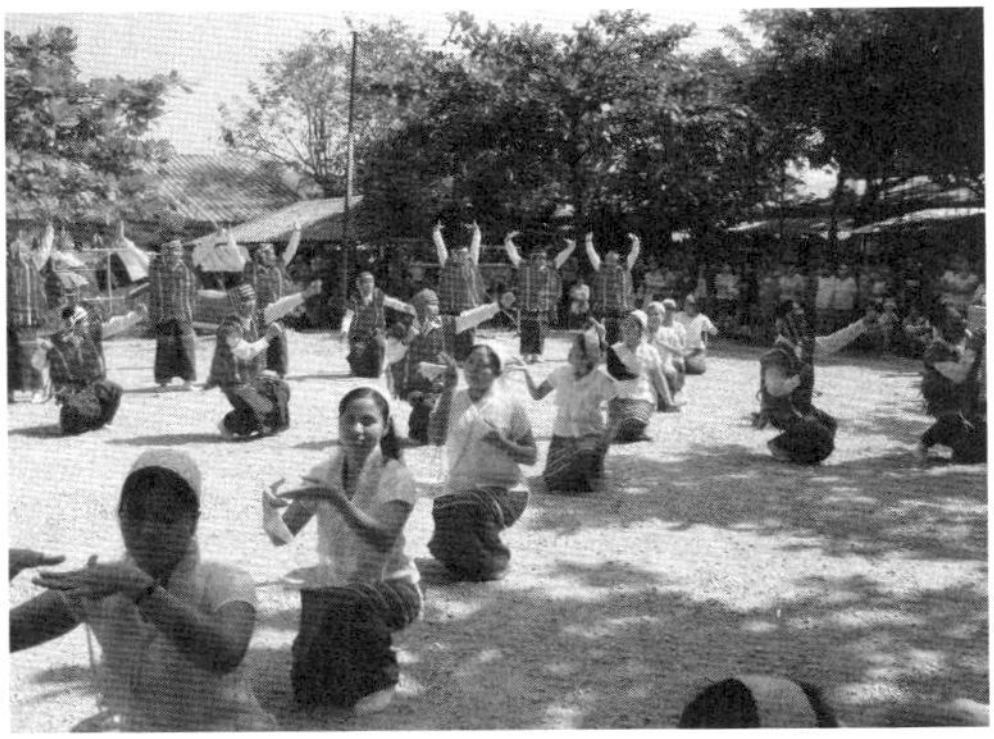
カレン民族のダンス

ある日の外来診察終了時間前、セイリアが彼女の幼少時代について語ってくれた。

「私の育ったビルマのカレン州の村では、初等教育しか受けられなかったの。しかも、子どものころはビルマ軍とカレン軍の戦闘がとても激しくて、学校に行けなかったときもたくさんあったわ。子どものころの記憶は、襲撃や爆撃に怯《おび》えながら洞穴で耳を押さえていたことしか思い出せないの」

彼女は家族と別れ、カレン州を去り、高等教育はタイの難民キャンプ内で受けた。難民キャンプで生活する中でメータオ・クリニックの存在を知り、貧しく病を患った人々のために何か役に立ちたいと思い、クリニックで働くことになったそうだ。

「ここで何かに脅えながら生活するのはもう疲れたわ。藍子には、私にはない自由がある。世界に私のような人間がいることをみんなに伝えて」

彼女だけが過去の苦しみを訴えたのではない。多くのメディカルスタッフが、軍事政権下のビルマでは人々は強制移住や強制労働を強いられ、また地雷で死傷し、適切な治療を受けられずにマラリアや栄養失調などに苦しみ、尊い命を亡くしていくことを訴えた。戦争の醜さ、平和の尊さを一人でも多くの人に知ってほしいというのが彼らの願いだ。

国や民族、政治が違うだけで、同じアジア人なのにこうも違うものなのか……。私は彼らの話を聞くたびに、そう思わずにはいられなかった。

セイリアは二〇〇八年三月にタイを去り、彼女の夫とともに難民として第三国定住地である米国のニューヨークに渡った。語学学校に通った後、現在はニューヨークのレストランで調理補助として働きながら、大学に通っている。

◆エイズ患者とその家族

私がメインで行なってきた活動は、院内全体の感染予防と、ビルマ移民学校五三校の学校保健活動である。

入院患者がクリニックで一番多い病棟での院内感染予防を啓発するため、内科病棟での活動を二〇〇八年四月から開始した。内科病棟では多くの患者がマラリアや下痢、栄養失調、肺炎、結核、HIV／エイズなどに苦しんでいる。雨季は蚊の媒介によるマラリアの患者が増加し、内科病棟のベッドは満床になる。ベッド下の床には、看護で付き添う家族がござを敷き、雑魚寝で患者と寝起きをともにしている。私は結核やHIV／エイズなどの感染症予防強化のために、手洗い、マスク着用実施などの啓発活動を進めながら、メディカルスタッフとともに患者の診察・診療介助、看護を行なっていった。

脳性マラリアのために意識が錯乱状態となり、わめいている患者とそれを見つめる家族たち。咳《せき》をし、痩せこけた顔を見せる患者。エイズを発症し、適切な治療を受けることなく死を待つ患者たち。そんな患者たちを看る中で、とくに印象深く残ったのが一人のエイズ患者と三人の子どもたちだった。

そのエイズ末期患者は三〇代前半の女性で、病棟奥のベッドでまったく動かずに臥床《がしょう》していた。彼女のそばには三人の子どもたちがいた。彼らは、患者である母親にごはんを食べさせたり、トイレに連れて行ったり、身のまわりの世話をしていた。私は、文句ひとつ言わずに母の世話をしている子どもたちの様子を、とても感心して見ていた。しかし、そんな献身的な子どもたちの看護にもかかわらず、患者の具合は悪化するばかりで、ついにはベッドから離れられず、一日中臥床したままの状態となってしまった。

私がたまたまその患者のそばを通りかかったときに、一番上の女の子（一三歳）と話をする機会があった。話を聞くと、病を患った母とともにビルマ国内からこのメータオ・クリニックにやってきて、学校での勉強をやめ、弟たち（一〇歳、七歳）の世話をしつつ、母親の看護をずっとしているということであった。

私は躊躇しつつも、

「お父さんはいないの？」

とその少女に聞いてみた。すると、

「お父さんはビルマで働いている……」

と言った瞬間、少女の目から大粒の涙があふれてきた。その涙を、幼い弟二人がじっと見つめていた。

彼らの母親はエイズの末期だ。もう歩くこともできず、起き上がることもほとんど不可能だった。痩せこけた母は、子どもたちが彼女の口もとへ運ぶごはんを食べることに精一杯であった。母親が死を待つだけの状態にあることは、誰の目にも明らかだった。私は、泣いている少女に向かって何も言うことができなかった。少女のそばに立ち、彼女の肩をさすってあげることしかできなかった。

母親が亡くなったら、この子どもたちはどうなるのだろう。父親は本当にいるのだろうか……。この子たちはきっと、見えない未来で心が張り裂けそうなのだ。

患者の容態は刻々と悪化していった。それにともない、子どもたちからは笑顔が消えていった。

ある日、一〇歳の弟だけが母親のそばにいた。意識もなく、痩せ細った体でか弱い息をしている母の前で、少年は目を真っ赤にして泣いていた。子どもながらに、親の死にぎわまで必死に看病している彼ら。私は下を向き、涙をこぼさずにはいられなかった。

最終的には、患者の臨終に子どもたちの父親はやってきた。私がクリニックにいない週末に、家族に見守られて患者は息を引き取ったとメディカルスタッフから聞いた。

HIV/エイズはビルマの人々を脅かしている大きな病のひとつだ。学校や職場で適切に避妊教育やHIV/エイズ予防教育を受けることなく、性産業で働く女性たち。

小児科内科にも、母子感染でHIVウイルスに侵されてエイズを発症し、結核とともに闘病生活を余儀なくされている六歳の患児とその母がいる。母親はエイズを発症していないものの、もちろんHIV陽性だ。エイズと結核に苦しみ、栄養失調状態となり、六歳とは思えない小さな身体で必死に生きようとしている男の子。そんなわが子を看病する母。彼らの心情は、私にははかり知れない。

◆シンシア医師と私

私がメータオ・クリニックで働きたいと思った理由のひとつとして、シンシア医師の存在がとても大きい。

彼女は、これまでのすばらしい偉業にかかわらず、誰とでも気さくに話をしてくれる。偉ぶった様子や大きな声で怒る彼女を見たことがある人は、一人もいないのではないかと思う。ビルマの人々のために全身全霊をかけてクリニックを守り続ける彼女の芯の強さ。同時に、そんな彼女からは、私たちを温かく包み込む母のような慈愛が満ちあふれている。こんな人に出会ったのは私の人生ではじめてであった。

そんなシンシア先生は、感染予防や学校保健で新しいアイデアが浮かべば私に声をかけてきてくれる。しかしながら、シンシア先生はクリニックに支援をしているNGOとの会議やクリニック運営に関する会議でとても多忙だ。それにもかかわらず、臨床の現場との関わりをおろそかにしないようにされている。

ある日、私が感染予防の会議に出席するために外科病棟に向かって歩いていると、シンシア先生が私の手をつかみ、声をかけてきた。

「藍子、外科で感染予防の会議があることを聞いたわ。ごめんなさい。私はほかの会議に出席しなければいけないのだけれども、遅れてでも行くわ」

と、申しわけなさそうに私に話をされた。私は正直なところ、NGOの会議で忙しいシンシア先生に、外科だけの感染予防会議に出席されることを期待はしていなかったが、声をかけていただいたことだけでもうれしかった。

そして会議開始から数十分後、急いだ様子で外科病棟にシンシア医師が現れ、院内感染予防の重要性を外科のスタッフの前で訴えてくださった。どんな小さな活動でも軽視することなく、スタッフとともに考え、全力を尽くすそのときのシンシア医師の姿勢を見て、あらためて感動したことを覚えている。

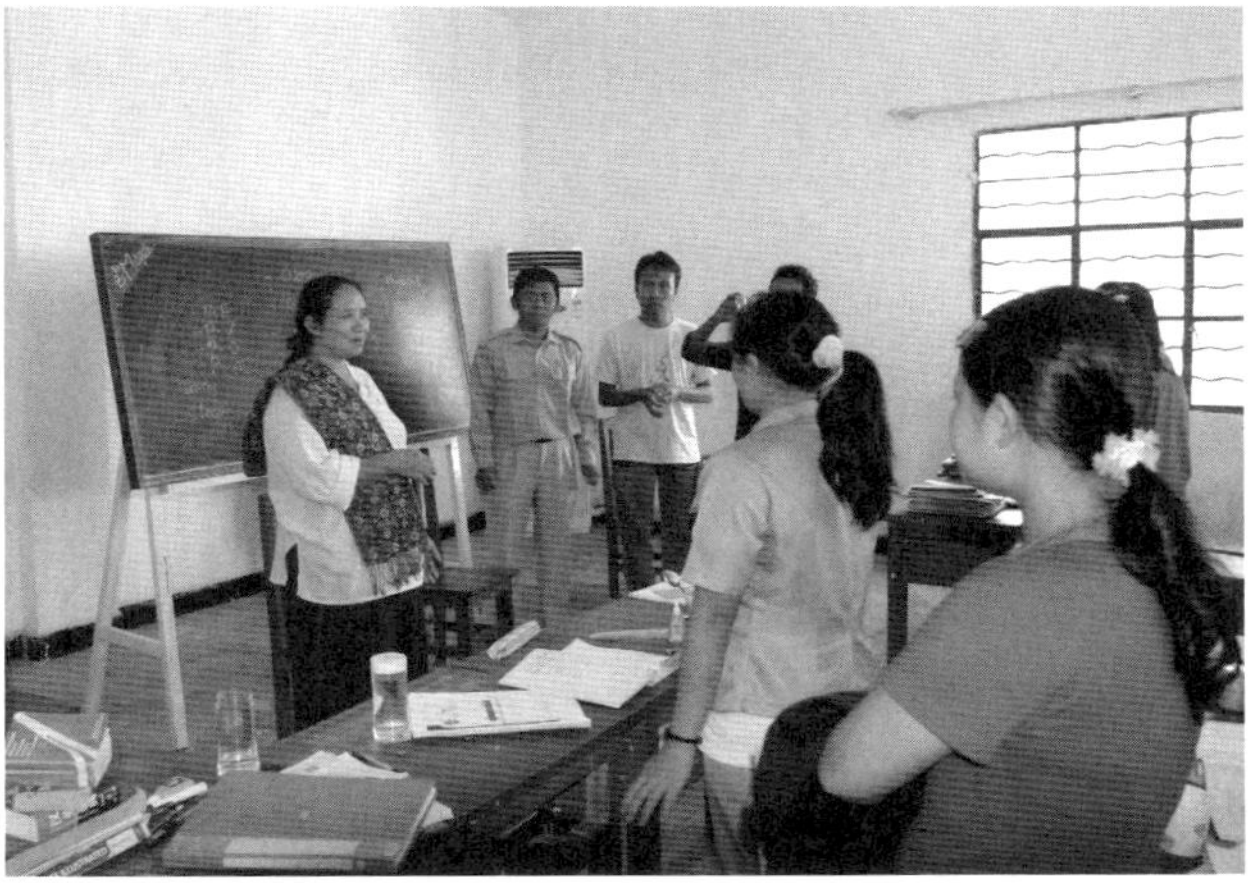

ミーティングでスタッフに語りかけるシンシア医師

私は、感染予防や学校保健の活動でシンシア先生とお話しする必要があるときにはよく、先生の家の玄関で待っていたり、先生の会議が終わるまで待っていたりすることがある。

「お忙しいですか？　お話ししてもいいですか？」

と伺うと、

「いいわよ。何の話？　入っておいで」

と先生はほほえみ、多忙なスケジュールにもかかわらず私の話をていねいに聞いてくださる。

目が合うと、いつも包み込むようなやさしさでほほえみ返してくれるシンシア先生。ビルマの人々を

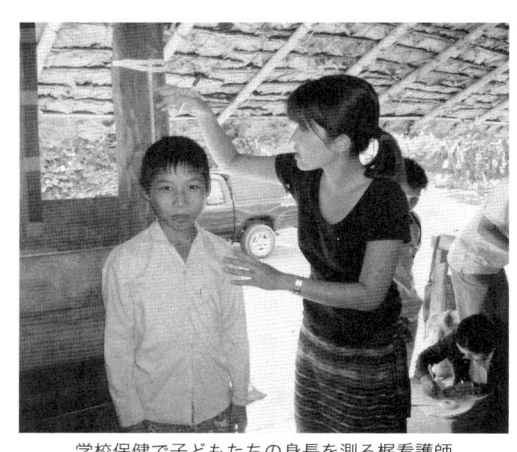

学校保健で子どもたちの身長を測る梶看護師

思う強い心を持ち、やさしい慈愛の笑顔であふれるシンシア医師のような人に私もいつかなりたいと思う。
私のメータオ・クリニックでのおよそ二年間にわたる活動は、二〇〇九年五月にいったん終了する。自分の故郷のような気持ちを抱かせるメータオ・クリニックから去り、退院していく患者さん、スタッフ、町の人々の笑顔を見ることができないと思うと、胸が張り裂けそうに切なくなる。日本に帰国した後は、クリニックで経験したことを無駄にすることなく、多くの日本の方へこれまで私が目で見て肌で感じてきたことを伝え、クリニックの存在をより多くの方に知っていただけたらと思う。

◆「メータオ・クリニック支援の会」設立

メータオ・クリニックで働くうちに、このクリニックの存在を日本でも多くの人に知ってほしいと強く思うようになっていきました。クリニックのことを以前から知っている人にお会いしたことは、これまであまりありませんでした。実際、日本にはメータオ・クリニックに焦点を置いてその医療活動を援助している団体はないに等しかったのです。

メータオ・クリニックを以前から支援され、学校保健プロジェクトをシンシア先生とともに立ち上げられた小林潤先生も私と同じ気持ちでした。メータオ・クリニックを一人でも多くの人に知ってもらい、日本からの支援ができたら、という思いで、二〇〇八年三月に「メータオ・クリニック支援の会」を小林先生やクリニックを知る友人とともに立ち上げました。

二〇〇九年三月現在、一〇七名の会員の皆様によりご支援をいただいています。日本からの温かい会員の皆様のご支援を、今後もメータオ・クリニックに届けていきたいと思っております。会員の皆様、この本をご購入いただいた皆様、原著者の宋芳綺さん、出版を引き受けてくださった出版社の皆様、全翻訳をされた松田薫さん、松田さんを紹介してくれた当会メンバーの岡谷賢孝さん、そして会の設立当初から私の活動をはじめ、メータオ・クリニックを応援し続けてくれている心強い会の運営メンバーの皆さんに、この場をお借りして感謝の意を述べさせていただきます。皆様、本当にどうもありがとうございました。

（二〇〇九年四月、メソットにて）

❖取材後記

メソットから帰って

マレーシア般若学会創始者 妙賛法師

メソットから帰ってきた。まるで「カレンの種」が心に植えつけられたような気分である。降り注ぐ太陽の光の下、白いおしろいを塗った女の子たち、「ぼくたちの未来に、どんな世界が待っているのだろう」と目を輝かせる子どもたち、物静かなドクター・シンシア。

メソットのことを思うたび、「カレンの種」は根を張り、葉をつけ、「生きる力」や「希望」の息吹を感じさせるようにどんどん大きくなっていく。

メソット訪問のことを人に話すたび、私は感動と彼らへの尊敬や感謝の気持ちで胸がいっぱいになる。彼らは、精一杯生きている……それだけで美しく、尊い。

ドクター・シンシアとの出会い

メソットに着いて二日目、私たちはドクター・シンシアのメータオ・クリニックを訪れた。私たちはシンシアと何度も面会の約束をしたが、彼女は会議や接待に多忙で、面会の日はどんどん先延ばしになっていった。

とても素朴で、簡素な造りでありながら、世界中の医療に携わる者の心をつかんで放さないメータオ・クリニック、通称〝ドクター・シンシア・クリニック〟は、シンシアと難民医療スタッフの奮闘により、人々の注目や賞賛を集めている。

たくさんの会議、たくさんの医療や教育計画、たくさんの同胞たちへの援助……、シンシアの両肩には、はかり知れない重圧がのしかかっている。しかし、シンシアは、プレッシャーに耐えられなくなったことは、ない。

シンシアと長年、苦楽をともにしてきたノオ・トゥーはこう言う。

「スタッフ同士がお酒を飲んで言い争いをしているとき、私はかっとなって彼らに怒鳴ってしまいます。でも、シンシアは穏やかに私をなだめます。彼女が大声をあげて怒っているところを、私は見たことがありません」

ドイツ人助産師のインゲは、笑いながらこう打ち明けた。

「以前、タイ政府の関係者がクリニックにやってきて、言いがかりをつけてきたことがありました。そのとき、しばらくはシンシアが応対していたのですが、私を見つけると、私にクリニック内を案内するように言い、去っていきました。

このタイ人たちが去っていったあと、シンシアが顔にくっきりと寝あとをつけて現れたのです。思わず、『いったいどこに行っていたの？』と聞いてしまいました。そう、私が応対している間、なんとシンシアは昼寝をしていたのです。彼女にしか、こんなことはできませんよ。誰もが慌てふためくような困難に出くわしても、シンシアは『様子を見ましょう』と言って、取り乱すことは絶対にありません」

私たちは、シンシアの静かな力と高遠な理想を感じた。彼女の目はやさしく、力強い。彼女の声はか細く、言葉も少ないが、意が尽くされている。

シンシアは口数が少なく、ミーティングのときも聞き役にまわっていることが多い。来客受け入れのときも、要点だけを話す。青年一三名で故郷を離れ、ジャングルの中を七日間、昼も夜も進み、二、三日で三三もの山を越えた経験や、バックパック医療団がタイ・ビルマ国境を越え、カレン人の村に入り、医療を施すときの困難ですら、さらっとしか語らないのだ。

私は、本書の著者である芳綺に、「この本を書くことは簡単ではないですよ。シンシアは〝語る人〟ではないからね」と言った。ただ、幸運なことに、私たちがメソットを離れる四日前に、ビルマでの禅修行から帰ってきた「菩薩」が現れた。――ドイツ人助産師インゲである。彼女が、この本に彩りを加えてくれたのだ。なんとありがたき「功徳」!

実際のところ、私たちがシンシアと過ごした時間は、けっして長くはない。七日の間、夕方五時から七時というかぎられた時間のみである。その短い面談を終え、毎日、その日の感想や、心に残ったことなどを、芳綺と語りながら帰ったものだ。

私はかつて、ほかの民間のクリニックを訪れたことがある。環境や設備は整っており、庭もきちんと手入れされていた。何百万というお金を使ったことだろう。

今回、このメータオ・クリニックを訪れ、一円一円が「いのち」であると感じた。メータオ・クリニックで使われるお金は、たくさんのいのちを救うことになるのだ。

難民キャンプ訪問

今回のメソット滞在で、私たちは「メラ・キャンプ」を訪れた。

やせた土地に、竹で造られた小屋がひしめき合うように並ぶ。メラ・キャンプは、四万人のビルマ難民が暮らす、タイの中で最大の難民キャンプである。

私たちは「TOPS」が運営する教育センターを訪問した。簡素な造りの竹小屋教室は、教師たちの熱意と子どもたちの元気いっぱいの歌声にあふれていた。簡単な食事をすませた後、頼樹《らいじゅ》盛《せい》(サム)と教師たちが打ち合わせをしている間、外は太陽が照りつけ、豚の鳴き声が鳴りやまぬなか、開放的な竹小屋で、私はぐっすりと眠りに落ちてしまった。

ため息

こうしてタイに逃れてくることができた難民は、幸運といえる。

彼らは、自由のない難民キャンプで長い年月を過ごさねばならないが、つねに殺害や略奪の危険にさらされるビルマ国内と比べると、ここは少なくとも安全であり、毎日、命を脅かされて過ごす必要はないのである。

ビルマ政府はなぜ、こんなにも自国民をないがしろにするのだろう。彼らはあらゆる手をつかって国民を迫害し、異国へ追いやっている。

この問題を考えると、ため息ばかりが出てくるのである。

美しい顔

サムの案内により、芳綺と私は山の上のカレン人の村を訪れ、婚礼に参列した。

夜、私たちは炉を囲んでおしゃべりをした。炉端では、米酒が温められている。一緒に村を訪れた台湾人ボランティアの趙中麒《ちょうちゅうき》(チョウ)と彼のカレン人の友人は、たくさんの米酒を飲み、私と芳綺は炉端の横の床で眠りについた。

夜明け前、この家の少女が炉に火をつけ、米酒を温めながら、鼻歌を歌っているのが聞こえてきた。部屋は煙でいっぱいになり、私はすっかり目が覚めてしまったが、まだ起き上がる気がしなかった。朝の冷たい空気の中に溶け合う煙のにおいと、女の子のゆったりとした鼻歌を、寝袋の中で楽しんでいた。

この子はとても美しい少女で、カレン人女性らしく物静かで、静かにほほえみ、黙々と家事をこなしている。一室は、美しいカレン民族衣装を織る機織部屋となっていた。

一六歳になる彼女の夢は、学校に通い、教師になること——。この村には、「訪問教師」を待っている子どもたちが数十名といるのだ。しかし、少女の家から学校はとても遠く、そんな遠いところに毎日通わせるなんて、と彼女の両親は心配している。かといって、迎えの車を手配するお金もない。学費を払う余裕もないのだから。そのうえ、彼女は家の手伝いをしなければならず、この小屋の中で黙々と機を織りながら、青春の日々を過ごすのだ。

カレン村に来てから数日が経つと、私は、彼らが自分たちで日々の楽しみを見つけていることがわかってきた。小屋の前でひたすら黄砂を掃き続ける老婦人、顔におしろい（タナカ）を塗った子どもたち、米酒を飲む男たち……。物理的にはけっして恵まれているとはいえないが、そこには純粋な楽しさや、ゆったりとした時の流れがあった。コンクリートの隙間から顔を出した小さな芽は、苦しい状況でも太陽の光に照らされ、笑顔を見せてくれる。雨にも負けず、風にも負けず、凛《りん》とした「いのちの輝き」を見せてくれる。

どんな未来が待っているのだろうか

シンシアはクリニックのみならず、幼稚園と小学校の運営も行なっている。この幼稚園と小学校も訪れることにした。幼稚園はメータオ・クリニックからそう遠くない。シンシアの自宅の斜め向かいに建っている。児童のほとんどはメータオ・クリニックの住人であり、家族みんな無国籍で、身分証明を有していない。

芳綺が子どもたちの様子をビデオカメラで撮影している間、私は教室で教師と子どもたちの活動に参加した。カレン民族の童謡、英語の童謡と、子どもたちは次から次に元気いっぱいに歌っている。

彼らの歌声を聞くにつけ、心が痛むのであった。——私はいったい、彼らに何ができるのだろうか？　サムに言わせれば、彼らの未来は神のみぞ知るところであり、今できることをするしかない。それは、彼らが大きくなって困難に直面したとき、愛の力で乗り越えられるよう、愛情と笑顔に満ちた幼少時代を送る手助けをすることだという。

幼稚園の園長は、シンシアの夫である。幼稚園も小学校も敷地が足りないという。新しい土地を探しているが、土地代が高いため、縁を待つよりほかない。

気がかりなこと

うだるような暑さの昼、私と芳綺はふたたびメータオ小学校を訪れた。ここの子どもたちのことで、ひとつ気がかりなことがあったからである。

メータオ小学校は全七クラスで、低学年の児童は二クラスでひとつの教室を共同で使っている。二人の教師が、仕切りのない部屋で別々の授業を行なう。年長の子どもが、せっせと板書を手伝っている姿も見られる。

授業が終わると、子どもたちがもの珍しそうに私たちのほうをちらちらと見始めた。私が手招きをすると、何人かの女の子たちがこちらにやってきた。気がつくと、向こうのほうで、かしこそうで、服をこぎれいに着こなし、ちょっとひねくれた感じの六年生の女の子が、私たちのほうをじっと見つめていた。私が彼女のところへ出向くと、冷たい顔が一気に愛嬌たっぷりの笑顔に変わった。

「大きくなったら、何になりたいですか？」

私は彼女に問いかけた。

「お医者さんになりたい」

彼女のこの言葉を聞いたとき、胸が締めつけられるような思いがした。国籍も、身分証明もない一三歳の少女の大きな夢を叶える手伝いを、誰ができようか？

私は、シンシアにこう問うたことがある。

「あなたの娘さんはもうすぐ小学校を卒業しますが、留学に出すとか、タイの学校に進学させるとかは考えていないのですか？　あなたほどの人なら、できないことはないでしょう」

シンシアはこう言った。

「この問題は、私の子どもだけの問題ではありません。カレン人の子どもみんなの問題です。私の娘は、カレン人の境遇を受け入れ、そこで勉強すべきだと思っています。自分の子どもと、カレン人の子どもみんなを、区別してはいけません。全体の問題としてとらえるべきなのです。唯一の解決法は、中学校を創設し、カレン民族の子どもたちみんなが進学できるようにすることです。でも……」

シンシアはしばらく沈黙した後、こう続けた。

「それには、莫大な費用がかかります。今、私たちにはそれだけの経済力がありません」

シンシアの気がかりは、私の気がかりにもなった。

メソットでの一八日間、私たちはメソットの市街、難民キャンプ、メータオ・クリニックといろいろなところをまわった。しかし、メソットの住民が私たちに何かを乞うてくることは一度もなかった。シンシアも、私たちに何かをお願いするということはなかった。

この誇り高き民族は、苦難を生きる力に変え、自分たちの置かれた状況を恨むことなく生きている。

「どんな困難な中でも、いのちの尊厳を忘れない」

カレン人の同胞たちへのシンシアのメッセージを、私も感じることができた。

シンシアは同胞たちをより誇り高きものへと導いている。まるで菩薩様のようである。

メータオ・クリニックとシンシアに別れを告げ、メソットを離れるとき、シンシアと握手を交わした。彼女の温かな手から、彼女のいのちへの愛が伝わってきた。

私は心から願った。シンシアと、カレン難民の健康と平和を。彼らが一日も早く故郷に戻り、美しい山々に囲まれた幸せな生活が送れることを。

❖原著者あとがき

山の人たちを思って

宋芳綺

帰国後、メソットでの日々を振り返る。机の前に座り、メソットから持ち帰った資料と映像を整理する。さて、何から書けばよいものか――?

このたびの訪問は、とても大がかりなものでした。ドクター・シンシアはタイの国境地帯にいるため、はるばる長い時間をかけて赴かねばなりませんでした。ドクター・シンシアは英語が堪能でしたが、私の英語が拙いばかりに、マレーシアの妙賛法師に付き添ってもらい、通訳をしてもらわねばなりませんでした。

ドクター・シンシアは物静かな人で、過去のことを語るとき、どんな話題でも非常に淡々と語ります。聞いているだけで胆をつぶすような逃亡の日々の話も、「いつでもカレン人の村人たちに助けられていましたから、大変なことはありませんでしたよ」と振り返り、メータオ・クリニック創設時の困難も、「教会の支援がありましたから、順風満帆にいきました」と振り返るのです。

彼女はまるで、生まれつき不平不満を言わない人であるかのようでした。いつも穏やかで、外の世界で強風が吹き荒れ、津波が起ころうとも、彼女の心はまったく波立つことはないように思えました。順境であれ逆境であれ、彼女の慈悲で包み込んでしまうのでしょう。

ドクター・シンシアとの対話を終えて、月明かりの下、宿に戻る途中、私と妙賛法師はいつも彼女について語らずにはいられませんでした。あのほほえみが人の心を和ませ、あの静かな声が人を安心させるのでしょう。彼女には、憂いや悩みはないのだろうか？　そんな疑問すら沸きますが、ふとした瞬間に、彼女の表情が曇ることもありました。

この「ビルマ難民の母」に、本当に憂いや悩みがないはずはありません。彼女はすべてを心の奥底にしまい込んでいるのです。彼女自身、悩みを抱えているビルマ難民が自分と同じように悩み、深い郷愁の念にとらわれていることを知っているのです。

＊

私と妙賛法師は、外出しないときには、宿のバルコニーでコーヒーかお茶を飲みながら、カレン難民について語ったものです。

私たちは難民画家マウンマウンマウンティンについて話し、エイズの坊やバーソウウッヂーについて話し、「メータオ・クリニックの女将」ノオ・トゥーについて話しました。メータオ・クリニックの中にはじつに多くのドラマがあり、一人ひとりがその主人公です。彼らにはある共通点があります。それは、苦悩や不安を、自分なりに解消していることです。

マウンマウンティンは苦悩を紙にぶつけ、作品を通してビルマ難民の悲哀を表現しています。ノオ・トゥーは敬虔な仏教徒であるため、二坪に満たない「家」に荘厳な仏壇を置き、いつもたくさんの花を飾っている。思い悩んだときには仏壇の前に座り、心を落ち着けています。

エイズの坊やバーソウッヂーは悲しい運命を背負っていますが、そもそも苦悩や不安といったものがないようです（まだ、そうした感情を抱くには幼すぎるだけだとも言えますが……）。彼には両親がいませんが、クリニックには一〇〇人、二〇〇人の「お父さん」や「お母さん」がいて、彼を愛し、かわいがってくれます。彼はいつでも、無邪気な笑顔を見せてくれます。

彼ら善良なカレン人は、外の世界からどんなに迫害を受けようとも、恨みごとを言わず、現状に満足し、楽しく、仲良く、平和で充実した毎日を過ごしています。

「不幸」って、何だろう？　「幸せ」って、何だろう？　それは、一人ひとりの心の持ちようにすぎないように思います。

＊

メソット滞在中、私たちは台湾のNGO「TOPS」のタイ駐在リーダー頼樹盛さん（サム）と、メンバーである趙中麒さん（チョウ）に大変お世話になりました。この二人の青年はじつに稀有な若者です。普通の若者が追い求める流行だとか遊びには興味を示さず、タイの辺境の地までやってきて、難民キャンプでの教育などのボランティアに青春を捧げているのです。

頼樹盛さんのおかげで、私たちは難民キャンプを訪れる機会に恵まれました。ビルマ難民が置かれている状況をより深く知ることができました。趙中麒さんのおかげで、山村に暮らすカレン人の結婚式を見学する機会にも恵まれました。電気もない山の中に泊まり、ろうそくの灯《ともしび》の下、お酒を飲みながら村民と語らい、山の素朴な生活を体験することができました。

このメソットへの旅は、さまざまな衝撃の中にも楽しさがあり、重苦しい状況の中にも、何か懐かしいような、心が安まるような感覚を味わいました。

*

台湾に戻り、いざ筆をとろうとすると、旅のことが思い出され、涙がこみ上げてくるのでした。筆を休め、パソコンをつけ、メソットで撮った写真を見ると、そこには、たくさんのひまわりのように明るい子どもたちの笑顔があります。それらを見るたび、心の中でこう叫ばずにはいられません。

「彼らは、皆に愛され、憂いなど知らない幼少時代を過ごさなくてはいけないはずだ。それなのに、ここに生まれたばかりに、難民という立場になってしまった。荒野に咲く花のように、どんな困難な状況にあっても、立派に希望を持って育ち、『いのちの花』を咲かせてほしい」――。

＊

本書を無事に書き終えることができ、ご協力くださった皆様に心より感謝申し上げます。この〝特殊な旅〟をともにした妙賛法師。あなたと旅ができて、本当によかったです。この旅によって巡り合った頼樹盛さん、趙中麒さん。メソット滞在中、本当にお世話になりました。政治大学の湯紹成《ゆしょうせい》教授、金栄勇《きんえいゆう》教授。ビルマ関連の歴史資料を提供してくださり、心より感謝申し上げます。お二人のおかげで、一九八八年のビルマ民主化運動の過程をよく理解することができました。親友である林小鈺《りんしょうぎょく》さん、陳勁甫《ちんけいほ》先生、お忙しい中、各種資料の翻訳を手伝ってくれて、本当にありがとう。そして、周大観文教基金会創始者である周進華《しゅうしんか》先生、郭盈蘭《かくえいらん》さん。もし、あなた方がドクター・シンシアの伝記を作ろうとご提案なさらなければ、私がドクター・シンシアに出会うことも、ビルマの現状をここまで理解することも、本書の刊行もありえませんでした。

妙賛法師は、マレーシアに戻った後、メータオ・クリニックに寄付をしているそうです。シンシアは中学校を立ち上げたいと考えていますが、資金不足のために教室を増設できないと悩んでいたことを、現地で聞いていたからです。

ビルマ難民の次世代は、異国の地で育ったとしても、教育を受けることさえできれば、未来がひらけるのです！

本書を通して、タイ・ビルマ国境にとても悲しい物語があること、しかし、その中で誇りを持って生き抜いている人々がいることを、より多くの人に知っていただければ幸いです。そして、関心を持っていただき、少しでも彼らの支援をしていただければ、これにまさる喜びはありません。

機会があれば、ぜひ、タイ・ビルマ国境地帯を訪れ、強く、逞しく生きるアジアの友人たちに会いに行ってみてください。

❖訳者あとがき　偶然の出会いに導かれて

松田　薫

何も知らなかった。この本に出会うまで。

一冊の本を通してつながったビルマ、台湾、日本。

なぜ、私が本書の翻訳をするに至ったかを、お話しします。

出会い

「何か、中国語の集大成になるようなものがほしい……」

大学四年の二〇〇八年夏、私はそんなことを考えていた。

大学二年次に中国を訪れて以来、すっかりその魅力にとりつかれ、専門の法律の勉強そっちのけで中国語や中国関連の科目を履修していた。いずれ中国語を使って何かをなしとげたい……、そう思っていた。

そんなとき、友人の紹介で、同じ大学に六年間在籍していた岡谷賢孝氏と知り合った。彼の活動拠点はタイやビルマにあり、この年の五月にビルマを襲ったサイクロン被災地への救援物資支援や、タイ・ビルマ国境にある難民のための診療所を支援するNGOの活動にも加わっているのだという。

ビルマ——、私の知識の範囲内で思いつくことと言えば、「スーチーさん」くらいのものだった。

「このメータオ・クリニックを立ち上げたお医者さんが、ノーベル平和賞にノミネートされるくらいスゴい人なんだよ。この夏、その人に会いに行く予定なんだ」

そんなに「スゴい人」なのに、まったく知らなかった。

「彼女についての本が、たしか……台湾で出版されているはずなんだけど。彼女について書かれた本って、世界中でその本しかないらしくて。日本では彼女についての情報がほとんどないから、翻訳出版なんてできたらいいよね」

「えっ、台湾！　私、中国語を勉強しているんですよ」

「ほんとに！」

これが、すべてのはじまりだった。

引力

それから、その「スゴい人」の台湾の本を探す日々が続いた。インターネット上でようやくそれらしき書籍を探し当て、台湾にメールを送るも、うまくコンタクトが取れない。

本を探しているうち、同じアジアにいまだ軍が政権を握る国があって、その圧政を受けている人々がいること、その中で医療からの民主化をめざしている女性がいることを初めて認識した。

気がつけば、ビルマやメータオ・クリニックに引きつけられてやまない自分がいた。

現地の状況を自分の目で見たい。ドクター・シンシアに会ってみたい。

「私もメソットに行きたいです」

引力に引っ張られるように、私はメソット行きを決意した。


そして二〇〇八年九月、メソットに降り立った。このときは、ビルマ難民問題に関する知識も、ドクター・シンシアやメータオ・クリニックに関する知識も、まだとても浅いものだった。ただ、タイなのにビルマ語にあふれた光景、そこで見たたくさんの虚ろな瞳や、無邪気な笑顔が私の心から離れなくなった。

滞在三日目、メータオ・クリニックを訪れた。いよいよドクター・シンシアとの面会であるが、彼女は多忙をきわめているため、会えるのはほんの一瞬ということだった（ほんの一瞬であっても、会えるだけラッキーなのだそうだ）。

ノーベル平和賞にもノミネートされるくらい「スゴい人」――。どんなにかオーラがあって、堂々たる風格を備えた人だろう……。

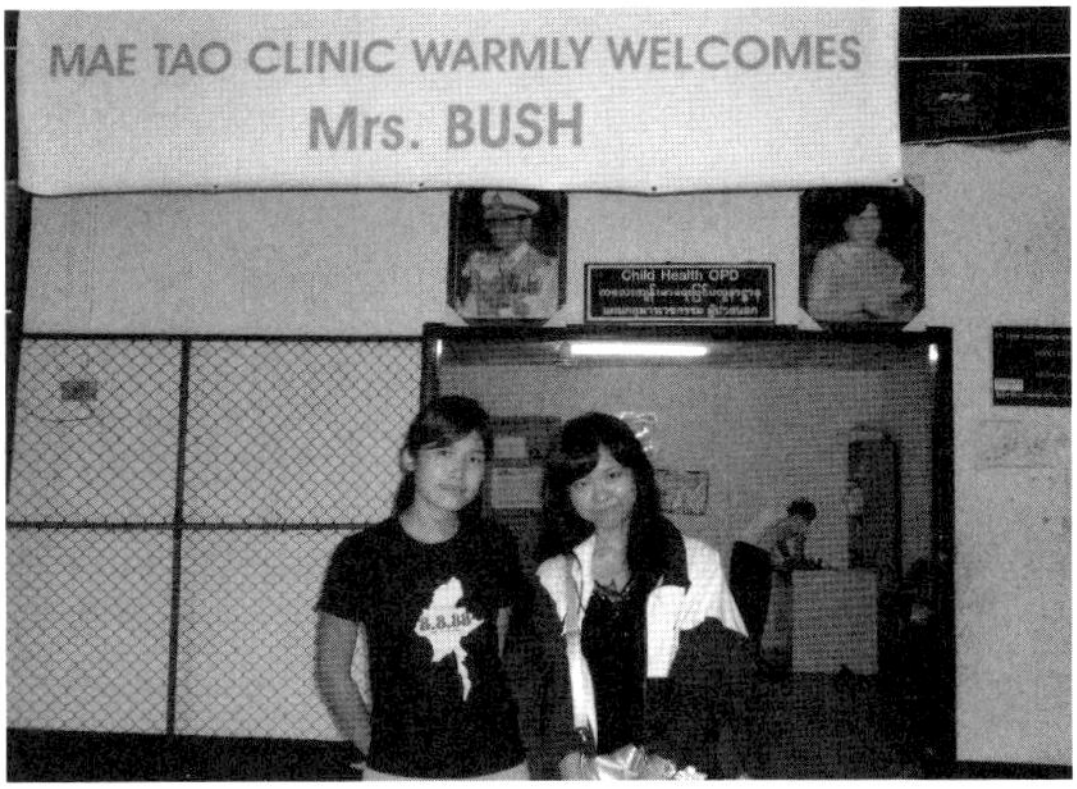
MAE TAO CLINIC WARMLY WELCOMES
Mrs. BUSH
Child Health OPD
梶看護師と訳者（松田）

ところが、目の前に現れたのは、簡素な服を身に纏った、ごくごく普通のビルマ人女性であった。多忙な中、やわらかな笑顔で私たちに挨拶をし、また次の会議へと向かっていった。

メソット滞在中は、メータオ・クリニックで働く看護師の梶藍子さんに診療所の中を案内してもらったり、小学校に連れて行ってもらったりと大変お世話になった。彼女はビルマ語で現地の方々とコミュニケーションをとり、皆からとても信頼されているようだった（ちなみに、滞在中にお腹を壊した私は、梶さんからもらった薬でなんとか乗り切ることができた。私は彼女を「メソットのナイチンゲール」と呼びたい）。

メソットを発つ前夜、梶さんの紹介で、台湾のNGO団体「TOPS」メンバーの頼樹盛氏と面会する機会があった。そして、彼から探し求めていた本書の原書『辛西雅《シンシア》與梅道《メータオ》診所的故事』をいただくことができた。

使命感

実際にメソットを訪れた私は、何か彼らの力になりたい、そう強く思った。だが、私は医師でも、看護師でも、支援金を出せる資産家でもない。一人前でもないただの学生である私にもできることなんてあるのだろうか。

そう考えたとき、私に唯一できることは「中国語」。偶然、出会ったビルマ。偶然、自分が唯一できる外国語で書かれた、ドクター・シンシアに関する世界で唯一の書籍……。「この現実を、より多くの方々に伝えることができれば」――。

同じアジアに、今も軍による圧政を受けている人々がいること。その中で立ち上がった一人の女性がいること。彼女や難民たちを支えるたくさんのボランティアたちがいること。みんな、故郷に帰ることができる日が来ると信じて生きていること……。

偶然の出会いに導かれ、使命感のようなものを感じ、翻訳にとりかかった。

翻訳作業は、いろいろな意味で「謎解き」といえる作業であった。

自らの中国語の未熟さに加え、私が学んでいた中国語は、簡体字という略字を使用している「北京語」。本書は台湾で使用されている「繁体字」と呼ばれる旧字体のような漢字で書かれていて、一読しても理解できない。

辞書を引き引き、地道に読んでいく。読むだけで一カ月。二度目の通読で、ようやく辞書なしで読めるようになった。

いよいよ翻訳。訳すにも、ビルマの歴史など、背景知識がなくては訳せない。文献資料やインターネットとにらめっこしながらの翻訳となった。

翻訳を進めれば進めるほど、謎が解けていく。難民キャンプまでソンテウ（小型トラックの荷台を改造した乗合バス）で乗り合わせた虚ろな瞳の難民が抱えた運命、孤児院で一緒に力いっぱい遊んだ無邪気な笑顔の子どもの先の見えない未来、町で出会ったたくましい背中の青年を夜な夜な襲う悪夢……。たくさんの患者であふれかえるあのメータオ・クリニックとドクター・シンシアの歩んできた道……。

メソットの記憶は、薄らいでいくばかりか、どんどん彩りを増していった。

もっと知りたい、早く次を訳したい！　少しでも時間があれば本を読み、訳すという日々が続いた。まるで、何かに憑りつかれたかのように。

国境を越えたひとつの思い

ど素人の翻訳作業もなんとか終わりを迎え、私は台湾へと向かった。

台北の周大観文教基金会を訪れると、迎え入れてくれたのは、笑顔が印象的な周進華会長と、若手スタッフ二名。用意されていたのは、日本における翻訳出版権に関する交渉を私に一任する旨が書かれた英文・中文の契約書。メールと手紙でこちらの意思は伝わっていたようだ。

契約書の文面に、身が震えるような興奮を覚えながらサインをする。英文で自分の住所を書くなんて慣れていないので、大切な契約書にもかかわらず書き損じてしまった。

翌日、新幹線で約二時間半、台湾南部の高雄に住む著者、宋芳綺さんのもとへと向かった。周大観文教基金会でいただいたメモに書かれた住所にたどり着くと、たくさんの子どもたちの笑い声。そこは幼稚園だった。

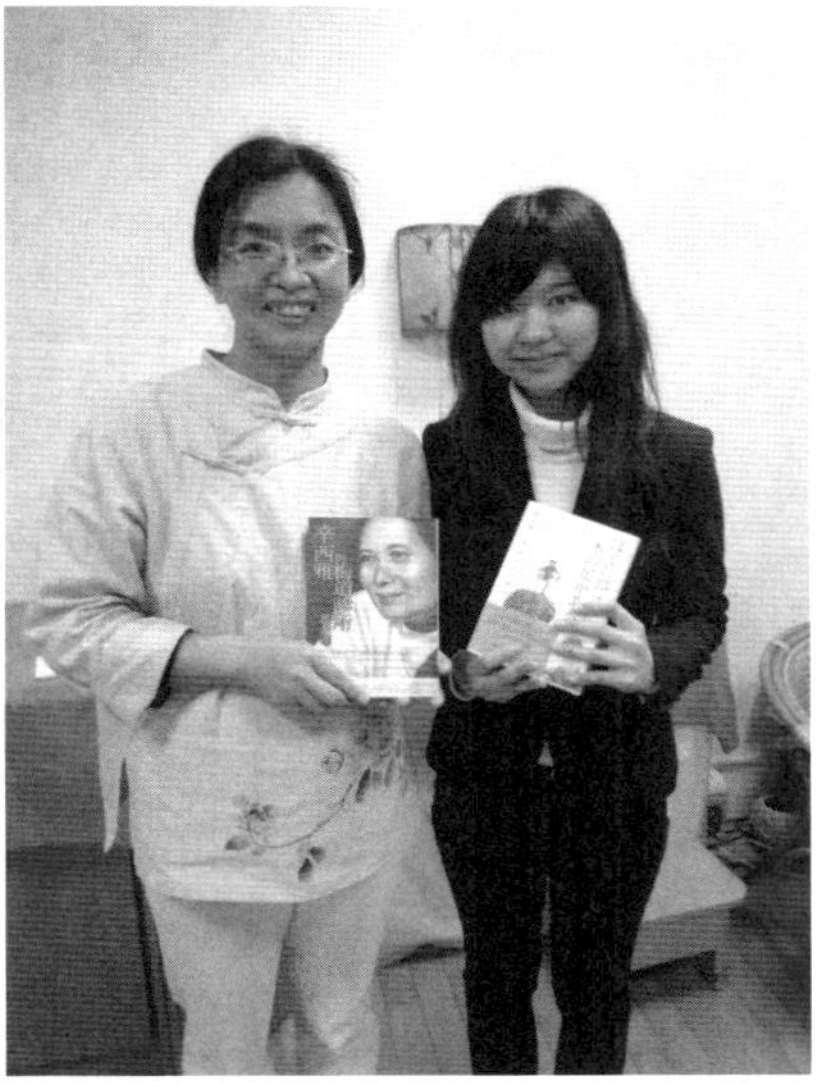

原書を手に，著者（宋）と訳者（松田）

宋さんは現在、フリーライターとして執筆活動をしながら、幼稚園の保母さんをしているそうだ。彼女もまた、「台湾のマザー・テレサ」と呼びたくなるくらいの、慈愛に満ちあふれた人物であった。

いかにもやんちゃそうな少年が、彼女のもとに駆け寄ってきた。

「ほら、挨拶しなさい」

少年は、恥ずかしそうに、彼女の後ろに隠れてしまった。

彼は、宋さんの一人息子だった。

ドクター・シンシアも、宋さんも、たくさんの人々から慕われる「マザー・テレサ」であると同時に、ふつうの「お母さん」でもあるのだ――。


「ビルマの状況を、ドクター・シンシアの取り組みを、より多くの人に知らせてください」

それが、周会長、宋さん、それぞれからいただいたメッセージであった。

その思いは、ドクター・シンシアの言葉として本書にも綴られていた。

「同じアジアの同朋に起きている問題を、より多くの人に知ってほしい」

そのひとつの思いが、ビルマ、台湾、日本をつないだ。

むすびにかえて

本書の出版にあたっては、本当に多くの方々にご協力いただいた。

私をビルマの世界へ導いてくださった岡谷賢孝氏。専門家の視点から、原稿に目を通してご意見をいただくとともに解説をご執筆くださり、本書により深みを与えてくださった根本敬氏。メソット滞在時から出版に至るまで、現地スタッフとしてさまざまにご教示くださり、日本語版オリジナルの原稿で本書に彩りを加えてくださった梶藍子氏。見ず知らずの日本の学生である私を温かく迎え入れ、思いを託してくださった周大観文教基金会会長の周進華氏。ドクター・シンシアの物語を執筆し、翻訳出版にあたって日本の皆さんへの思いを綴ってくださった原著者の宋芳綺氏。メータオ・クリニックにて貴重なお時間を割いてくださり、出版にあたり日本の皆さんへのメッセージをお寄せくださったドクター・シンシア。突然届いた企画書に目を留めてくださり、執筆についてまったくの素人である私を丁寧にご指導くださった新泉社編集部の安喜健人氏。出版にあたりさまざまにご協力くださった関係各位。応援し、支えてくださった友人の皆さん、両親。そしてこの本を手に取ってくださった皆さまに、心より感謝申し上げます。

❖解説

シンシアさんの活動に終止符が打てない根源的背景

――「軍に乗っ取られた国」ビルマの現状――

上智大学外国語学部教授・ビルマ近現代史　根本　敬

私が尊敬してやまない女性医師シンシアさんの地道な医療活動と、彼女の人格的な魅力について、本書はとてもわかりやすく紹介してくれている。メータオ・クリニックが抱える日常の苦難についても明確に書かれている。本書の日本語訳出版を心から喜びたい。

二〇〇九年三月初めに、国境で民主化運動を続ける活動家たちへの聞き取り調査をおこなうためメソットを訪れたとき、時間ができたので、私はメータオ・クリニックを訪問してみた。シンシアさんは穏やかな表情でスタッフと話をしていた。私に気づくと笑顔であいさつしてくださり、恐縮してしまった。仕事の邪魔になっては本末転倒なので、少額の寄付を渡したあと、少しだけお話をさせてもらい、あとは一緒についてきてくれた現地留学中の上智大学の院生（渡部沙織さん）の説明を聞きながら、クリニックの中を足早に見学した。暑い日ではあったが、私の心にはやすらかな風が吹いていた。シンシアさんが持つ不思議な魅力のせいである。しかし、いくら私の心の中をやすらかな風が吹いたとしても、そのことと、メータオ・クリニックが直面している苦しい現実とはまったく無関係である。ここでは少ない紙数ではあるが、シンシアさんがその活動に終止符を打てない根源的な背景ともいうべきビルマの深刻な状況について説明をしてみたい。

ビルマは一九八八年九月から軍による支配下にある。より正確には、一九六二年にビルマ国軍(タッマドー)がクーデターを起こし、一九四八年一月に英国から独立して以来なんとか維持してきた議会制民主主義体制を破壊して、「ビルマ式社会主義」を導入した時点から、軍による「国家の乗っ取り」が始まったといったほうがよい。この軍が主導した「ビルマ式社会主義」は失敗に終わり、一九八八年、全土的な民主化運動によって終焉を迎える。しかし、国軍は国民の運動を武力で封じ込め、軍事政権を樹立させ、それによって軍による政権を維持強化し、今日に至っている。

この間、一九九〇年五月に三〇年ぶりに複数政党制に基づく総選挙がおこなわれ、アウンサンスーチー率いる国民民主連盟(NLD)が議席の八割を獲得して圧勝した。しかし、軍政は選挙結果を無視し、国民の意思が政治に反映されることを拒んだ。アウンサンスーチーは三度にわたる自宅軟禁措置に処され、現在も軟禁中である。二〇〇七年九月には、記憶に新しい僧侶と市民による大規模な非暴力デモが生じたが、軍政はこれも武力で抑え込んだ(このとき日本人ジャーナリストの長井健司氏が撃ち殺されている）。翌二〇〇八年五月には、サイクロン「ナルギス」がヤンゴンを含むビルマのデルタ地帯を襲って、二四〇万人の被災者と一四万人の死者・行方不明者を出したが、その直後の大混乱時に、軍政は新憲法の国民投票を強行し、「投票率九八パーセント、承認率九二パーセント」という信じがたい数字を発表して「憲法は承認された」と宣言した。この新憲法（二〇〇八年憲法）は国軍に特別の権限と権威を認めた非民主的な内容に彩られ、多くの問題点を内包している。しかし、軍政はこの憲法に基づいて二〇一〇年の終わりまでに総選挙を実施すると明言している。しかし、アウンサンスーチーとＮＬＤはこの総選挙から排除されており、総選挙の実施が民主化へ向けた第一歩になるとはとても言えない現状にある（二〇一〇年五月末現在）。

シンシアさんのメータオ・クリニックにおける終わりの見えない活動と、軍事政権下にあるビルマの厳しい現状とは、直接的に連動している。次に説明する二つの要因は特に重要だといえる。ひとつはビルマからの難民の限りない流出である。一九八〇年代以来、多数の難民キャンプがタイのビルマ側国境に沿って設置され、現在も十数万人の難民が住んでいるが、第三国定住などで出て行く人々が多くいるにもかかわらず、毎年ほぼ同じ数の新しい難民が入ってくる現実がある。この難民の背後にはビルマの山の中を彷徨する多数の国内避難民の存在がある。ビルマ情報ネットワークの報告書（二〇一〇年三月一二日）によれば、少数民族が多く住むビルマ東部（シャン州、カヤー州）では、一九九六年以来、三五〇〇もの村々がビルマ国軍の攻撃によって破壊され、二〇〇八年から一年間で七万五千人が家を追われ、国内避難民は現在、推定で五〇万人にも達しているという。軍政は国軍を用いて、少数民族の村人たちが反政府武装勢力と協力しないよう、かつて旧日本軍が中国戦線で実施したような残酷な治安戦を展開しているため、こうした悲惨な現実となっているのである。国内避難民の多くは健康を害しながら（また栄養不良になりながら）最終的にタイへ流出し、新たな難民となっている。

もうひとつは、ビルマ全土において保健衛生状況が悪化し、それが長期化していることである。やや古い統計（二〇〇三年）に基づくが、ビルマ国内では国立病院への患者アクセス数が一九八五年以降、毎年減少傾向にあり、とりわけ通院患者数は一九八五年と二〇〇二年の一七年間を比べると、実に七五パーセントも減っている。この間、人口は二五パーセント以上増えているので、これは実に深刻な現象である。設備と優れた医師を兼ね備えた民間の大病院が大都市にできたとはいえ、地方都市の住民はそれと無縁であるし、大都市住民であっても貧しければそうした民間の大病院に通うことは無理である。人口の七割近くを占める農村部の村人たちの多くは、交通費や薬代を払えないため、お金のかかる民間の病院はもちろんのこと、治療費が安いはずの都市部の国立病院への通院すらあきらめているのだ、と解釈したほうが現実的である。

こういう状況のため、一九八五年と二〇〇二年を比較した場合、幼児死亡率は農村部と都市部の両方で悪化を見せている（農村部で幼児一千人あたり四七・〇人→五〇・七人、都市部で同四七・二人→四八・四人にそれぞれ増加）。妊産婦死亡率も改善がほとんど見られない（農村部で出産一千人あたり二・一人↓一・九人、都市部で同一・二人↓一・一人）。ビルマ人の死亡原因の上位を占めるマラリアに至っては、その死亡率は同じ期間に一・五倍に増えている（人口一〇万人あたり二〇・〇人↓三〇・八人）。さらに見落とせないのが、本書でも指摘されているHIV／AIDSの広がりである。タイへの女性の人身売買や、セックス・ワーカーとしての出稼ぎが減らないなか、ユニセフやさまざまなNGOの地道な活動がなされているにもかかわらず、対策はなかなか順調に進んでいない。こうした背景があるからこそ、国境のメソットで活動するシンシアさんの仕事（メータオ・クリニックの仕事）は増えこそすれ、減ることはないのである。

ビルマの軍政は、海底ガス田から産出する豊富な天然ガスをタイ、中国、インドに売ることによって莫大な外貨を獲得し、強大な権力基盤を維持し続けている。人権抑圧の解消や民主化を促す国際社会の多数派の声は無視し、ビルマからの資源輸入に頼るいくつかの国々との関係を深めながら、「わが道」を強引に突き進んでいるといってよいだろう。私たちは、こうした現実から目をそらすことなく、シンシアさんの活動を地道に支え、その意義を多くの人々に伝えていきたいものである。

ビルマ略年表

年次	ビルマおよびカレン関連	メータオ・クリニック関連
一八八五	第三次英緬戦争。英国がビルマ全土を征服し、ビルマ王国滅亡。これにより、以後、英国によるビルマ植民地支配が始まる。	
一九四一	アウンサン将軍率いる「三〇人の志士」が国外脱出し、海南島で日本軍による軍事訓練を受け、バンコクでビルマ独立義勇軍（ＢＩＡ）を結成。	
一九四二	日本軍とＢＩＡがビルマに侵攻。日本軍が占領し、軍政を施行。泰緬鉄道建設開始。	
一九四三	八月、日本軍が傀儡政権による「独立」を後押しし、ビルマ国が建国される。	
一九四五	三月、アウンサン将軍を議長とする反ファシスト人民自由連盟（ＡＦＰＦＬ）とビルマ軍が抗日一斉蜂起。 六月一九日、アウンサンスーチー、ラングーンで生まれる。 八月、日本降伏。英国による植民地統治復活。	

一九四七	一月、アウンサン将軍、英国と独立交渉。暫定政府の設立を約束したアウンサン＝アトリー協定調印。 二月、カレン民族同盟（ＫＮＵ）結成。同月、少数民族の連邦参加をめざしたピンロン会議が開催されるが、ＫＮＵは不参加。 四月、英国からの独立に向けて制憲議会選挙を実施。憲法草案作成に入る。 七月一九日、アウンサンら指導者七名が暗殺される。	
一九四八	一月四日、英国から独立し、ビルマ連邦誕生（ウー・ヌ首相）。直後から、カレン民族、共産党などによる反政府運動が起こり、武装蜂起に発展。	
一九四九	二月、ネウィン中将が国軍総司令官に就任。四月、副首相兼国防相に就任。 三月、カレン軍などの反乱軍がラングーンを除く国土の大半を制圧するが、英連邦諸国の軍事援助により戦況逆転し、撃退。	
一九五二	九月、カレン州が設置されるが、ＫＮＵは承認せず。	
一九五八	一〇月、ネウィンによる選挙管理内閣が発足（～六〇年四月）。第一次軍政の開始。	
一九五九		一二月六日、シンシア、ラングーン近郊で生まれる（育ちはモーラミャイン）。

一九六〇	四月、第三回総選挙でウー・ヌが首相に返り咲く。	
一九六二	三月、ネウィン将軍によるクーデター。ウー・ヌ首相と大臣らは投獄され、ネウィンを議長とする革命評議会が全権を掌握。 四月、革命評議会がビルマ式社会主義の綱領を発表。 七月、ビルマ社会主義計画党（BSPP）発足。議長はネウィン。以後、議会は廃止、憲法は停止され、民間企業や銀行の国有化などの施策が実施される。	
一九六四	三月、BSPP以外の全政党に解散命令。	
一九六八	六月、カレン民族統一戦線（KNUF）結成。	
一九七四	一月、新憲法公布、ビルマ連邦社会主義共和国となる。ネウィンは大統領に就任（BSPP議長兼任）。	
一九八一	一一月、ネウィン、大統領を辞任（院政の開始）。	
一九八二		シンシア、ラングーン大学医学部に入学。
一九八五	一一月、高額紙幣（一〇〇K、五〇K、二〇K）廃止令。七五K発行。	シンシア、大学を卒業し、病院勤務を始める。
一九八七	八月、新紙幣（三五K、一五K）発行。 九月、高額紙幣（七五K、三五K、二五K）廃止令。新紙幣（九〇K、四五K）発行。学生らによる抗議行動が激化。 一二月、政府の申請を受け、国連がビルマを世界最貧	シンシア、病院勤務を辞し、カレン州の村の診療所での医療活動を開始する。

一九八八	国のひとつに認定。 三月、ラングーン工科大学生マウンポウモウが警察に射殺される（マウンポウモウ事件）。以降、ラングーンで学生らによる反政府デモが活発化し、各地で警察・軍と衝突する。 四月、アウンサンスーチー、病気の母の見舞いのため、ビルマに帰国。 七月、ネウィン、ＢＳＰＰ議長を辞任。サンユ大統領も辞任。両後継にセインルインが就任。 八月三日、ラングーンに戒厳令発令（二四日に解除）。 八月八日、戒厳令下で学生・市民によるゼネストが全国で展開。この日からの三日間だけで、軍の発砲などによる死者は一五〇〇人以上にのぼるとされる。 八月、セインルイン大統領辞任。後任にマウンマウンが就任。 八月二六日、アウンサンスーチーがシュエダゴンパゴダで初演説。 九月一八日、国軍によるクーデター。ソーマウン参謀総長を議長とする国家法秩序回復評議会（ＳＬＯＲＣ）が全権を掌握。以後、ＳＬＯＲＣによる軍政下で、社会主義統制経済を廃し、市場経済へ移行。	九月二二日、シンシアがナートゥーら一三名の仲間とともに逃亡を開始。タイ側に到着後、難民キャンプで医療活動に従事。

	九月、アウンサンスーチーを書記長とする国民民主連盟（NLD）結成。	一二月、シンシアらメソットに到着。
一九八九	二月、日本政府、軍事政権を正式に承認。前年九月に凍結したODAを一部再開。 六月、国名の英語呼称を、ビルマ（Union of Burma）からミャンマー（Union of Myanmar）に変更。 七月二〇日、アウンサンスーチーの自宅軟禁開始。	二月、メソットに最初の仮設クリニックを開設。その後、医療要員養成の講習を開始。
一九九〇	五月二七日、総選挙が実施され、NLDが圧勝。SLORCは政権委譲を拒否。	ドイツ人助産師インゲ・スタークがクリニックに参加。
一九九一	一〇月、アウンサンスーチーにノーベル平和賞授与が決定（授与は一二月）。	巡回医療チームを立ち上げる（バックパック医療団の前身。一九九七年まで）。
一九九二	四月、ソーマウンからタンシュエにSLORC議長交代。	HIV／エイズ対策の医療トレーニングを開始。
一九九三	一月、ラングーンで国民会議が開催され、新憲法草案審議が開始される。 一二月、国連総会でSLORCの人権侵害を非難する声明採択。	シンシア、チョオヘーと結婚。
一九九四	九～一〇月、SLORCがアウンサンスーチーと二度にわたり対話。 一二月、国連総会で対ビルマ人権決議採択。	

	一二月、カレン民族同盟（KNU）内の仏教徒勢力が造反、民主カイン仏教徒機構（DKBA）を結成し、以後KNUと対立。	
一九九五	一月、国軍・DKBA連合軍の攻撃で、KNU総司令部のあったマナプローが陥落。続いてワンカーも陥落。以降、政府とKNUの和平交渉が始まる一方、タイへの越境攻撃で難民キャンプが連続襲撃される。 七月一〇日、アウンサンスーチーの自宅軟禁が一時的に解除される。 一一月、NLDが国民会議出席をボイコット。	小学校（CDC）の前身となる取り組みを開始。 母子保健活動を開始。
一九九六	九月、アウンサンスーチーの自宅前がバリケード封鎖され、集会が妨害される。以後、断続的に道路封鎖が続く。	国境に四つの簡易診療所を設立。
一九九七	ビルマが東南アジア諸国連合（ASEAN）に加盟。 一一月、SLORCが国家平和発展評議会（SPDC）に改組される。	クリニックの建物を新設。小学校（CDC）を正式に設立。 ビルマ軍による攻撃で簡易診療所三つが焼き払われる。
一九九八		九月、バックパック医療団が正式に発足。
二〇〇〇	九月、アウンサンスーチー、ふたたび自宅軟禁。	
二〇〇二	五月、アウンサンスーチーの自宅軟禁解除。	シンシア、「マグサイサイ賞」受賞。
二〇〇三	五月、アウンサンスーチー暗殺未遂事件発生。以後、	学校保健の活動を開始。

	自宅軟禁が続く。	シンシア、米「TIME」紙で「アジアの英雄」に選ばれる。
二〇〇五		シンシア、「全世界熱愛生命賞」受賞。 シンシア、ノーベル平和賞にノミネートされる。
二〇〇七	九月、僧侶主導の反政府デモが各地で発生。日本人ジャーナリスト長井健司氏が国軍兵士に射殺される。	
二〇〇八	五月、サイクロン「ナルギス」襲来。多数の死者・被災者が発生する混乱の最中、新憲法の国民投票が強行される。不正が指摘されるが、九二パーセントの賛成票を得たとして、新憲法が承認される。	三月、日本で「メータオ・クリニック支援の会」が発足。
二〇〇九		二月、メータオ・クリニック二〇周年記念式典を開催。

＊年表の作成にあたっては、おもに以下の文献資料を参照しました。

Mae Tao Clinic, *From Rice Cooker to Autoclave at Dr. Cynthia's Mae Tao Clinic*, MTC, 2010.
吉岡逸夫『ミャンマー難民キャンプ潜入記』（出版メディアパル、二〇〇八年）、アウンサンスーチー『希望の声 増補版』（岩波書店、二〇〇八年）、藤目ゆき監修『女たちのビルマ』（明石書店、二〇〇七年）、田辺寿夫・根本敬『ビルマ軍事政権とアウンサンスーチー』（角川書店、二〇〇三年）、田村克己・根本敬編『アジア読本 ビルマ』（河出書房新社、一九九七年）、山本宗補『ビルマの大いなる幻影』（社会評論社、一九九六年）、田辺寿夫『ビルマ――「発展」のなかの人びと』（岩波新書、一九九六年）、伊野憲治編訳『アウンサンスーチー演説集』（みすず書房、一九九六年）、ボ・ミンガウン『アウンサン将軍と三十人の志士』（中公新書、一九九〇年）。

✲「周大観文教基金会」について✲

周大観《しゅうたいかん》文教基金会は 1997 年，周大観の両親である周進華《しゅうしんか》，郭盈蘭《かくえいらん》，そして各界の有志によって設立されました．小児がんと闘い，満 9 歳 6 カ月の短い命をまっとうした台湾の小さな詩人・周大観の「いのちを愛し，幸せな人生を送ろう」という遺志を継ぎ，各種公益活動，とりわけ国内外の身体障害者，がんや難病の患者に，自らの可能性を見いだし，充実した人生を送ってもらう手助けをする活動に力を入れてきました．

右足に腫瘍ができた春から
ぼくたちは毎日樹を植えた
病院には健康の樹
教会には愛の樹
学校には希望の樹を植えた
いつか，ぼくたち自身が樹になって
一代一代を増え続けたら
健康の森となるだろう
愛の森ができるだろう
希望の森もできるだろう　（周大観「樹を植える」）

周大観のような子どもたちのために，大観の詩集の収益 49 万 5 千台湾ドルと，大観の遺作，伝記の印税から本会は創設されました．

重病の子どもを持つ家庭を支援するため，基金会では「父の会」「母の会」という団体を設立し，愛を届け，支援を行なっています．

重病の子どもを支援するため，基金会では「兄の会」「姉の会」という団体を設立し，愛を病院や学校に届けています．

あなたが大観の詩に触れることで，大観のいのちを延ばすことになるでしょう．それは，あなた自身のいのちを延ばすことにつながるでしょう．

ホームページ：http://www.ta.org.tw
e-mail：ta88@ms17.hinet.net

なお，基金会では毎年，「全世界熱愛生命賞」および「全世界熱愛生命文学創作賞」の表彰を行なっています．メータオ・クリニックは 2005 年，「全世界熱愛生命賞」を受賞しました．

また，周大観の詩，遺作，伝記は，日本では，『ぼくには まだ一本の足がある』（宋芳綺著，周大観詩，千島英一編訳，麗澤大学出版会，1999 年）として刊行されています．

＊「メータオ・クリニック支援の会」について＊

メータオ・クリニック支援の会は2008年に結成されたNGOで，英語表記のJapan Association for Mae Tao Clinicの頭文字をとり，「JAM」という愛称で活動しています．

メータオ・クリニックが直面しているさまざまな困難な状況に対し，日本から技術的，資金的に支援するために設立され，医療活動や学校教育などの支援活動を行なっています．

現在，行なっているおもな活動は，以下のとおりです．

- メータオ・クリニックにおける院内感染予防の啓発活動
- 学校での保健活動
- 国際保健医療人材の育成
- 衣類，生活雑貨，文房具などの物資支援
  （過去には，学校机の供与や校舎改修なども支援）
- スタディツアーの受け入れ

上記のほか，今後は母子保健活動，孤児たちへの心のケアなどの活動も行なっていく予定です．会では，クリニックおよび移民学校・孤児院への物品ならびに現金によるご支援を随時受け付けているほか，年間一定額のご支援をいただく賛助会員制度も用意しています．活動の詳細については，会のホームページをご覧ください．

〔会の概要〕
代表：小林　潤
スタッフ数：日本事務局10名，現地事務局1名（2009年3月現在）
医師，看護師，保健師，研究者および一般の市民らで構成
会員数：107名（2009年3月現在）

〔連絡先〕
〒162-0823
新宿区神楽河岸1-1
東京ボランティア市民活動センター
メールボックスNo.52
FAX：03-3235-0050

ホームページ：http://www.japanmaetao.org
e-mail：support@japanmaetao.org

【著　者】
宋芳綺《そうほうき》（Song Fang Qi）
1964年，台湾・高雄市生まれ.
台湾国立成功大学中国文学科卒業後，新聞記者，中学校教員，編集者などを経て，現在，フリーライター，保育師.
日本語訳が出版されている『ぼくには まだ一本の足がある』（周大観詩，千島英一編訳，麗澤大学出版会，1999年）のほか，著作多数.

【編訳者】
松田 薫（Matsuda, Kaoru）
1986年，北海道生まれ.
2009年，早稲田大学法学部卒業.
在学中より，中国と中国語に軸を置いた活動を行なっている.

本書の印税は，NGO団体「メータオ・クリニック支援の会」を通して，
タイのメータオ・クリニックに寄付されます．

タイ・ビルマ
国境の難民診療所——女医シンシア・マウンの物語

2010年7月31日　初版第1刷発行

著　者＝宋芳綺
編訳者＝松田　薫
発行所＝株式会社　新　泉　社
東京都文京区本郷2－5－12
振替・00170－4－160936番　TEL 03（3815）1662　FAX 03（3815）1422
印刷・製本　シナノ

ISBN978-4-7877-1008-6　C0036

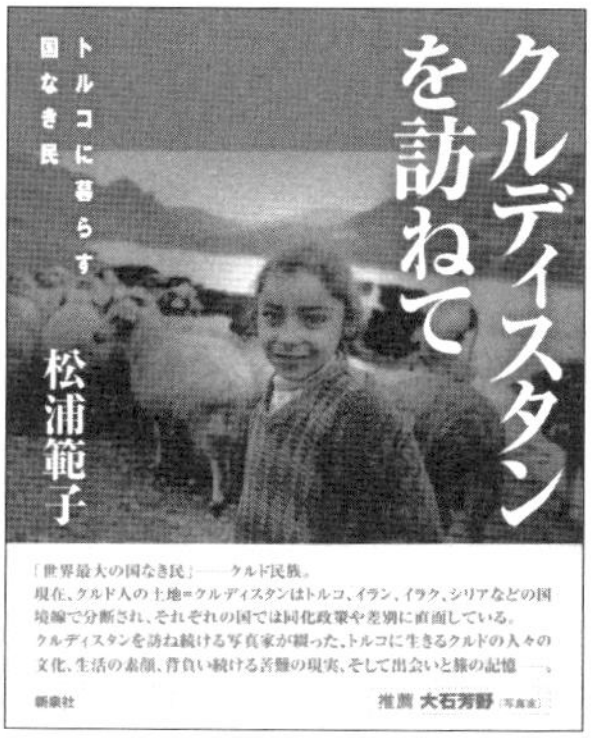

クルディスタンを訪ねて

――トルコに暮らす国なき民

松浦範子［文・写真］

Ａ５変判上製・312 頁・定価 2300 円十税

大石芳野氏推薦「彼女の視点の確かさと素直さに引き込まれながら，クルド人の切なさを考える」――．トルコ，シリア，イラン，イラクのクルディスタン各地を訪ね続ける写真家が，トルコに暮らすクルド人たちの抱える苦難の現実と，人々が生きる生活の素顔を，等身大の文章と写真で丹念に綴った第一級のルポルタージュ作品．2003 年「今年の３冊」に池澤夏樹氏，鎌田慧氏，川本三郎氏が推薦，各紙誌にて書評多数掲載．全国学校図書館協議会選定図書

〔目次より〕

プロローグ　はじめてのクルド人のまち―ドウバヤズット／Ⅰ　行き着いたまち―メルシン／ネブロスの炎―ディヤルバクル／摘まれ続けてきた芽―アンカラ／引き寄せられた場所―非常事態令下のまち／「最悪」と呼ばれるまちを離れて―メルシン／Ⅱ　クルド人であること，トルコ国民であること―イスタンブール／素顔のクルディスタン―ドウバヤズット／はた迷惑な訪問者―軍の検問／Ⅲ　国境線の向こうへ―ハッサケ／水に沈む遺跡と生き残った村―バトマン周辺／アレヴィー教徒のまち―トゥンジェリ，ピュトゥルゲ／何が正しくて何が間違いなのか―ハッカリ／Ⅳ　みちのり―バスの車中／皆既日食―ジズレ／愛しい人々―シュルナック／罪悪感と試練

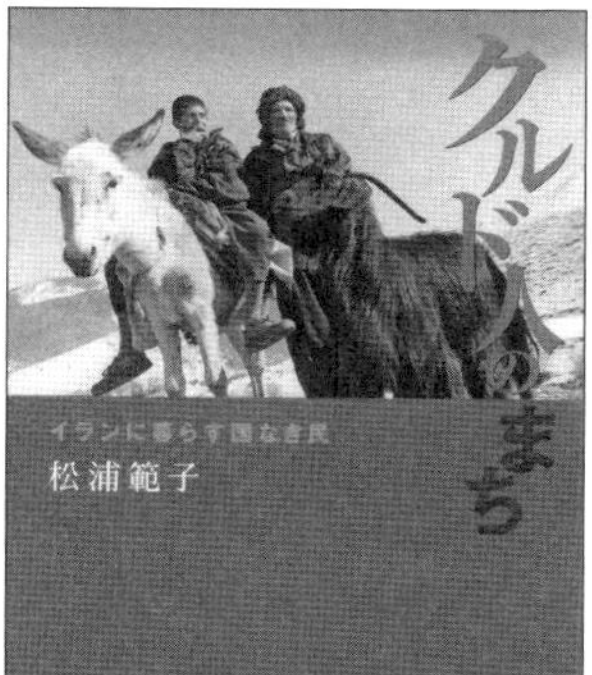

クルド人のまち

――イランに暮らす国なき民

松浦範子［文・写真］

Ａ５変判上製・288 頁・定価 2300 円十税

山岳地帯の奥深く，急斜面にへばりついているかのような小さな村々．ラバや自分の背に荷物を積み，山を越える運び屋たちの列．水瓶を肩に乗せ，村へと急ぐ女たち――．クルド人映画監督バフマン・ゴバディの作品の舞台としても知られているイランのなかのクルディスタン．歴史に翻弄され続けた彼の地を繰り返し訪ねる写真家が，痛ましい現実のなかでも矜持をもって日々を大切に生きる人々の姿を，美しい文章と写真で丹念に描き出す．

〔あとがきより〕

ガタガタと軋む車で長い道のりを辿り，時間をかけてようやく行き着くことのできたクルド人のまち．彼の地に一歩足を踏み入れれば，いつだって人々の心意気をまざまざと見せつけられ，彼らの笑顔や逞しさやユーモア，暮らしの情景，また複雑な事情などもひっくるめた何もかもに，鼓舞させられてしまう．そうして，胸の奥に溜まっていった記憶の断片は，再び私をさらなる旅へと誘い出す．クルド人のまちを訪ねる旅は，どうやらまだまだやめられそうにない．

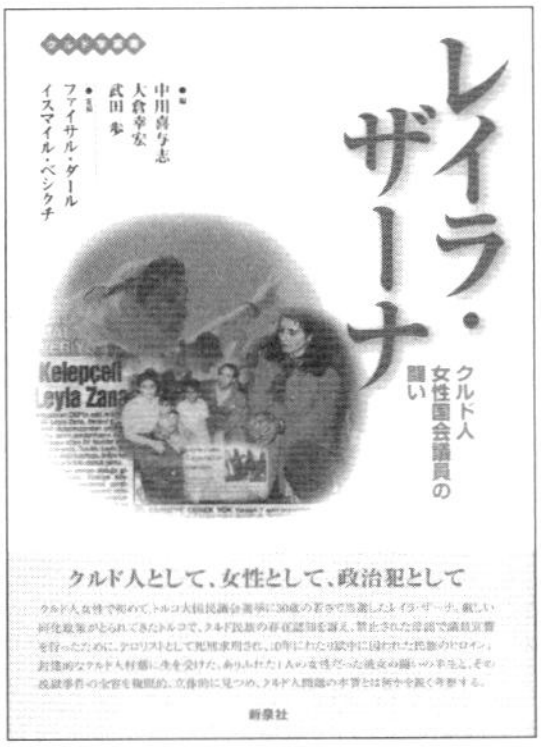

クルド学叢書

レイラ・ザーナ

──クルド人女性国会議員の闘い

中川喜与志，大倉幸宏，武田 歩［編］

イスマイル・ベシクチ，ファイサル・ダール［寄稿］

Ａ５判・368 頁・定価 2800 円＋税

クルド人として，女性として，政治犯として──．

クルド人女性で初めて，トルコ国会選挙に 30 歳の若さで当選したレイラ・ザーナ．

厳しい同化政策がとられてきたトルコで，クルド民族の存在認知を訴え，禁止された母語で議員宣誓を行ったために議員不逮捕特権を剥奪され，テロリストとして逮捕，死刑求刑，その後 10 年間にわたり獄中に囚われた民族のヒロイン．1995 年のノーベル平和賞最終候補者の１人といわれる．

封建的なクルド人社会に生を受け，小学校にも通えず，親の強制により 15 歳で結婚させられた「ありふれた」１人のクルド人女性だった彼女の闘いの半生をとおして，クルド人問題の本質を鋭く分析する．さらに，レイラ本人が発信した大量の獄中書簡のほか，半生記，裁判資料などを詳細な註釈を付しながら収録．エスニシティと女性，サバルタン，ポストコロニアル（あるいは多国間植民地），民主主義の本質などの幅広い問題群を考察するうえで欠かせない必読書．

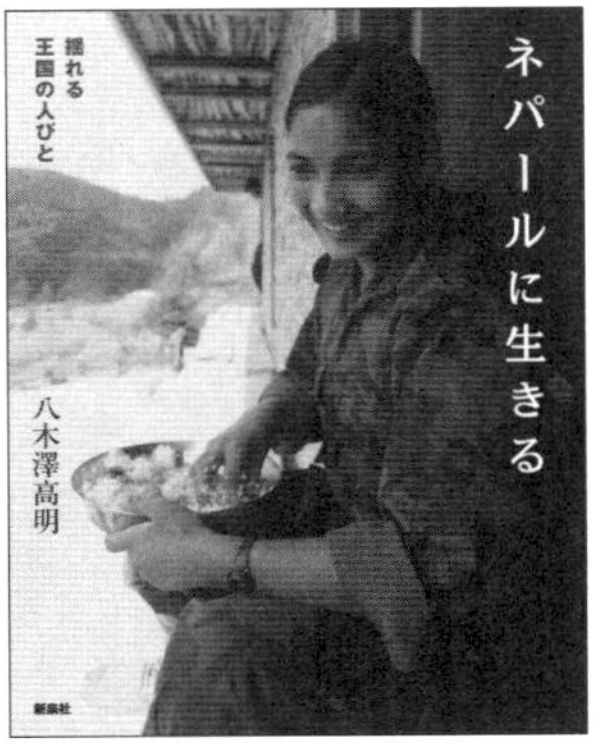

ネパールに生きる

──揺れる王国の人びと

八木澤高明［写真・文］

Ａ５変判上製・288 頁・定価 2300 円＋税

ヒマラヤの美しい大自然に囲まれたのどかな暮らし──．そんなイメージとは裏腹に，反政府武装組織マオイスト（ネパール共産党毛沢東主義派）との悲惨な内戦が続き，ついに王制が終焉したネパール．

現地に通い続ける気鋭の写真家が，軋みのなかに生きる民衆の等身大の姿を，ネパール社会の内側から丹念に活写．10 年間の取材を集大成した珠玉のフォト・ノンフィクション．

全国学校図書館協議会選定図書

〔井家上隆幸氏 推薦のことば〕
ヒマラヤを見たくて行ってから 10 年，八木澤高明が見たこの国の形は，一言でいえば〈差別〉の重層構造であった．都市と農村，少数の富裕と多数の貧困，教育あるものと受けられぬもの，男と女．……農村の住民，子どもたち，銃を取って戦って死ぬしかない若者たち，悲しいなりわいの女たち──，八木澤高明が切ない思いで撮った写真の顔は，涙もなく笑みもない．ひたとみすえた切れ長な目は，夢や希望や絶望や怨み，いっさいを超えてひたすら〈平等〉の理想郷を幻視しているかのようである．

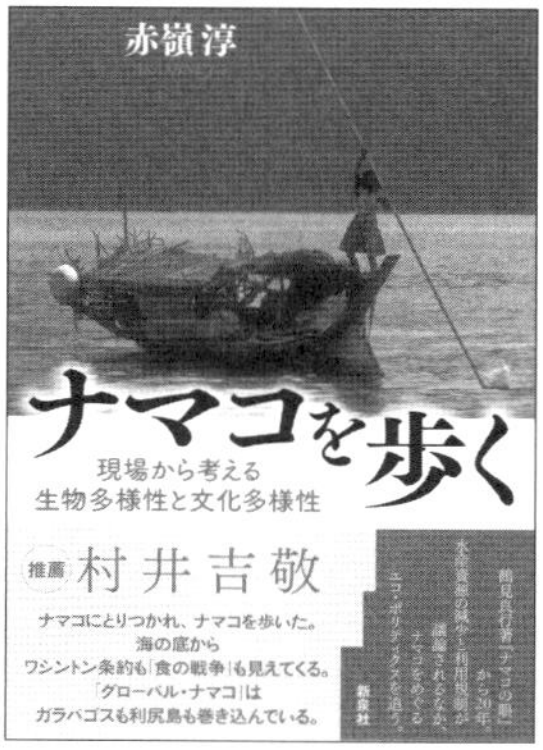

ナマコを歩く

——現場から考える生物多様性と文化多様性

赤嶺 淳［著］

四六判上製・392 頁・定価 2600 円＋税

鶴見良行著『ナマコの眼』から 20 年．地球環境問題が重要な国際政治課題となるなかで，ナマコも絶滅危惧種として国際取引の規制が議論されるようになった．グローバルな生産・流通・消費の現場を歩き，地域主体の資源管理をいかに展望していけるかを考える．

村井吉敬氏推薦「海の底からワシントン条約も「食の戦争」も見えてくる．「グローバル・ナマコ」はガラパゴスも利尻島も巻き込んでいる」．

〔目次より〕
序章　ナマコをめぐるエコ・ポリティクス——環境主義下の世界に生きる／第 1 章　ダイナマイト漁の構図——環境問題への視角／第 2 章　ガラパゴスの「ナマコ戦争」——資源管理の当事者性／第 3 章　フィリピンのナマコ漁——マンシ島の事例から／第 4 章　日本のナマコ漁——北海道と沖縄の事例から／第 5 章　イリコ食文化——歴史と現在／第 6 章　中国ナマコ市場の発展史——大連の市場調査を中心に／第 7 章　ソウルのナマコ事情／第 8 章　イリコ・イン・アメリカ——グローバル化時代のナマコ市場／第 9 章　同時代をみつめる眼——鶴見良行のアジア学とナマコ学／第 10 章　サマ研究とモノ研究／終章　生物多様性の危機と文化多様性の保全

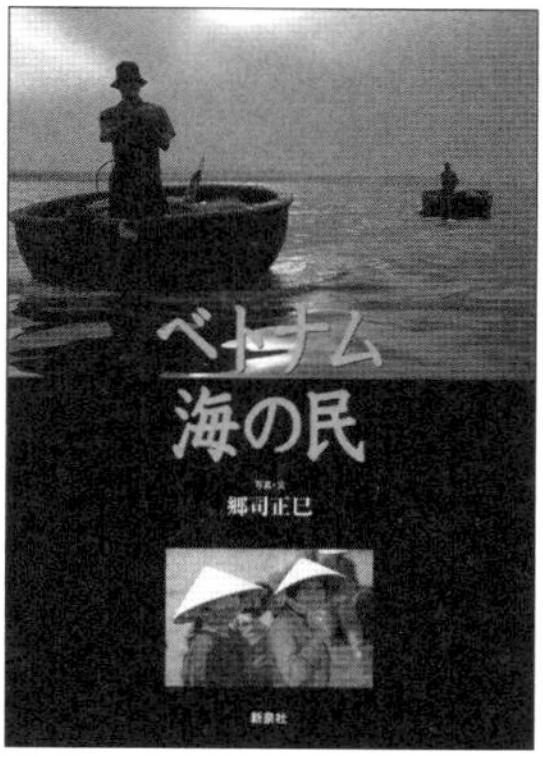

ベトナム海の民

郷司正巳［写真・文］

Ａ５判・144 頁オールカラー・定価 2000 円＋税

ベトナム南部．魚醤ヌクマムの産地として知られるファンティエットからムイネにかけての海岸線．

早朝 4 時，竹で編んだ直径 2 メートルの丸いお椀型の「一寸法師の舟」が漁に出る．

漁船の大型化やリゾート開発など時代の荒波のなかにあっても，昔ながらの営みを続ける漁民の生活．

竹籠舟に魅せられ，現地に通い続けた気鋭の写真家がオールカラーで記録した，海に生きる民の世界．

〔著者のことば〕
アジアの漁民の生活を見てみたいと思っていた．それも大がかりな近代化した漁ではなく，昔ながらに続く家族を養うだけの生業である．今日は腹を満たすことができないかもしれないという，私たちが忘れかけている生活の原点があるように思えたからだった．
私を圧巻したのは海と共存する零細漁民の姿そのものであった．湧くように人が集まる浜辺での人海戦術の水揚げ．海を畏怖する心，海の恵みに感謝する姿はなによりも重要な生活の一部に映った．
もう日本では見ることがかなわない姿が，人々の日常のなかにあった．

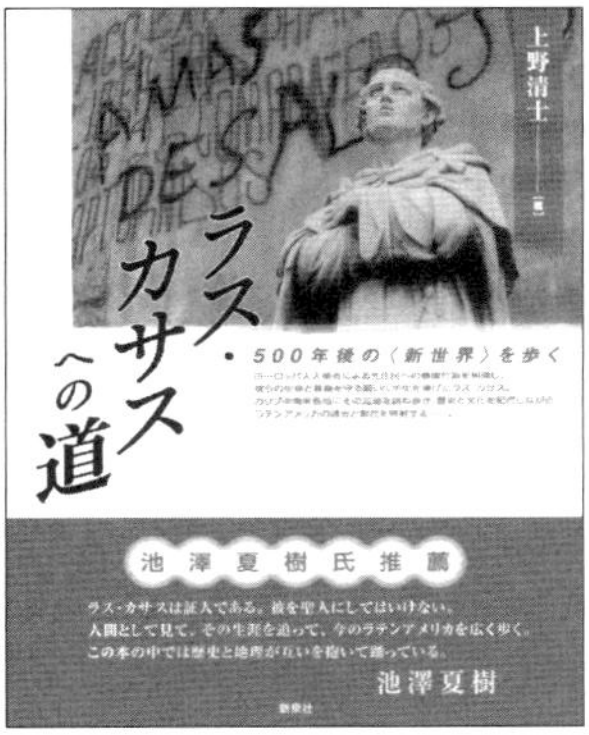

ラス・カサスへの道

——500年後の〈新世界〉を歩く

上野清士［著］

A 5 変判上製・384 頁・定価 2600 円＋税

池澤夏樹氏推薦「ラテンアメリカを広く歩く」.
クリストバル・コロン（クリストファー・コロンブス）による〈新世界〉発見直後の 16 世紀．大量に入植してくるヨーロッパ人植民者によって繰り広げられたおびただしい先住民虐殺を糾弾し，彼らの生命と尊厳を守る闘いに半生を捧げたカトリック司教ラス・カサス．カリブ中南米各地にその足跡をくまなく訪ね歩き，歴史と文化を紀行しながらラテンアメリカの過去と現在を照射するノンフィクション．

〔主な内容〕
［スペイン］アトチャ修道院にて／グァダルキビール川の畔で［ドミニカ共和国］一攫千金を夢みて／ささやかな貧困の話／先駆者モンテシーノス，怒りの説教［イタリア］ヴァチカンの回廊にて［キューバ］「回心」のとき／チェ・ゲバラとラス・カサス／砂糖で栄えた町で［ベネズエラ］「平和的植民計画」の挫折［パナマ］消えた繁栄／虚構の繁栄　［ペルー］フンボルト寒流と日本人［ニカラグア］湖の国で　［エル・サルバドル］「救世主」の国のラス・カサス［グアテマラ］１センタボのラス・カサス／蝋と火酒で燻された聖堂で［ホンジュラス］遠浅の白い浜［メキシコ］メキシコ・シティのラス・カサス像／サパティスタと二人の司教／最後の航海へ

上野清士 著

フリーダ・カーロ

〜歌い聴いた音楽〜

四六判上製・280 頁・定価 2000 円＋税

怪我と病いと闘いながら絵筆をとり続けた伝説の女性画家フリーダ・カーロ．メキシコ革命後の激動期に生きた波瀾に満ちたその生涯を，メキシコ社会の息づかいを，彼女が歌い聴いた音楽とともに鮮やかに描き出す．同時代のラテンアメリカをめぐる芸術家群像論も充実の内容．

会田法行 写真・文

Street of Baghdad

——バグダッド 路上の少年たち

A 5 判上製・128 頁・定価 1800 円＋税

イラク戦争直後のバグダッドで増え続けたストリートチルドレン．日常的な暴力，心身を蝕むシンナーの蔓延など，彼らをめぐる厳しい状況．気鋭の写真家がそのなかに飛び込み，等身大の姿を活写．子どもたちに体当たりのサポートを続けてきた高遠菜穂子さんのメッセージも収録．

西條敏美 著

理系の扉を開いた日本の女性たち

四六判上製・240 頁・定価 2000 円＋税

百年あまり前，女性は大学に進学できず，ましてや科学分野の仕事に就くことはできなかった．そのような男性中心社会の厚い壁に立ち向かい，理系の扉を開いた荻野吟子をはじめとする医師や看護師などの女性先駆者 25 名．全国のゆかりの地に足跡を訪ね，人物と業績を紹介する．